U0111941

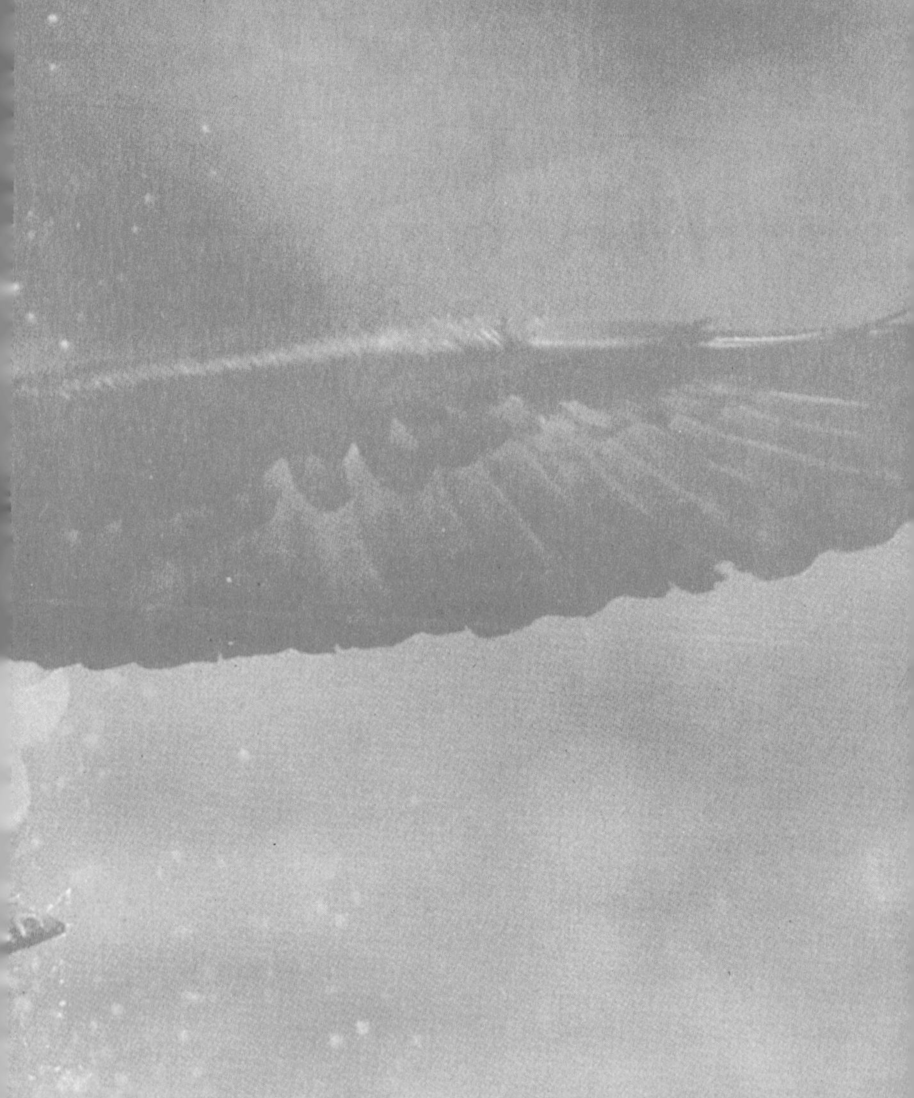

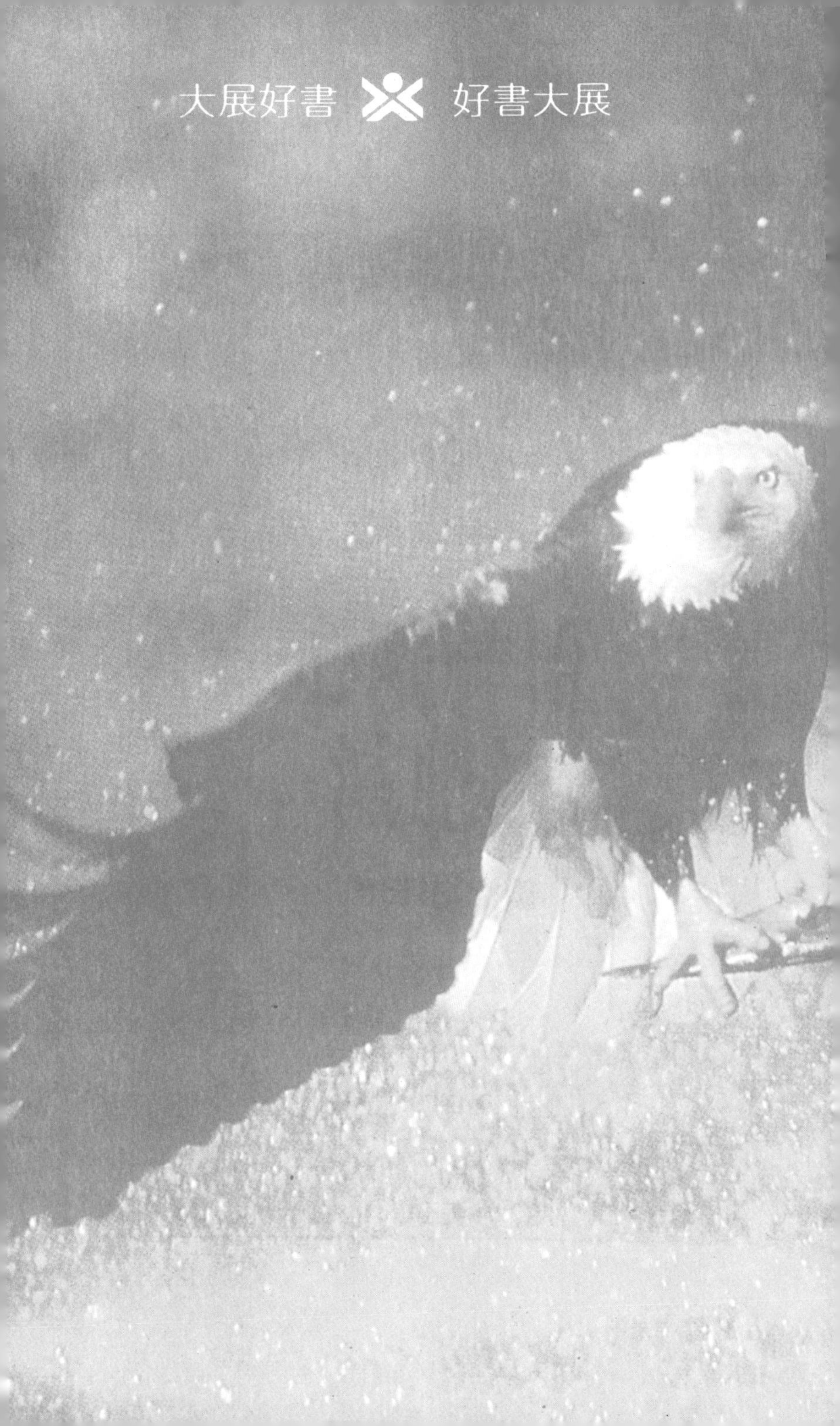
大展好書 好書大展

＜前言＞容易發胖體質的我，發現了骨盤控制秘密

三年前出版的「超能力健康法」，出乎意料地受到諸位讀者的支持，引起極大的反應。結果，卻成為加快街頭巷尾超能力時興的原因，使我深深地反省一番。

「腰痛的老毛病治好了！」「生下來體質就虛弱是騙人的，反而變成強壯的身體。」「嚮往已久合身的連衣裙也變得可以穿了！」等等，許許多多諸如此類的信件寄給我。事實上，其中也有來信說：「治癒癌症」的。

另外，周遭的藝人也有人力行我的健康法，而把效果作為我的實證，而在演藝界廣為流行，說來一點也不過火。

承蒙大家在各界把我以「擁有超能力的男人」的身分廣為宣傳，而把這項才能斷然地賦予給我，其實我根本不是什麼超能力

者，只是一個不管在那裡都只是普通的男人。

被誤解的人雖然很多，但是不管是誰，潛在裡都有不可思議的力量。我只不過是幫助各位把心中隱藏的未知潛在能力，稍微地使它明顯而已。我想，透過本書可以讓各位了解此事。

再說，回寄給我的反應中，大部分都是「瘦了」的報告。所以，在出版後緊接的演講中，被要求的主題幾乎都是減肥體操。在「超能力健康法」中涉及的只不過是書中幾頁的「減肥方法」而已，當我知道受到這麼多讀者的矚目，便促使我今後對於肥胖問題更加深刻地認識。

而我本身，在尚未學會往後介紹的劃時代減肥法之前，也有過陷入和各位一樣掙扎減肥之苦中的時期。

「川津祐介減肥？一直都不是很胖」或許這麼想的人很多吧！映像管中的川津祐介，的確和肥胖是無緣，看起來就是一副瀟灑的模樣。

但是，事實上那只是製造出來的印象。實際上的我，自當初初次登台開始，數年以來一直和自己的肥胖體質奮鬥不懈。只是為了要維持體重而已，卻付出了少為人知的努力。

而且，演員這個職業，也迫切地需要在短時間內瘦個十公斤左右，我自己的減肥法是不喝、不吃、強迫做三溫暖和過於激烈的運動，而降下體重，是非常地嚴厲。

當然，這種減肥法也可以。但是，把身體弄壞了就本利全失，實際上，我也曾因為這種激烈的減肥法體力漸衰，而在機車練習中，遭遇折斷三根肋骨的窘境。

唯一不同的就是，或許只會招致死亡的危險減肥法！

輕輕鬆鬆又安全，而且效果很高的「川津式超級減肥法」是在如此悲慘的體驗，苦戰苦鬥的減肥體驗中產生的。

偶爾在重要的演講會中，一天只要實行一次，高效果的骨盤重點刺激（骨盤體操）一天中無限度地實行，日以復日就會瘦下去，也曾犯下如此不可付諸一笑的失敗。

來到會場的人們，事先提醒「絕對一天做上一次以上也沒成功」，本人真的做了好幾回也沒幫助。而被周圍擔心的諸位打斷演講。事實上過去受到許多出版社中「減肥法專書評論」的誘惑。原因在於雖有許多感謝的言辭，但是卻經常推謝導致。

關於減肥法，在當時尚有未能理解之點。

我的性格並不是如此直率。對於無法理解的事，絕對不做。但是，雖然一再地辭謝出版社的勸誘，自己仍持續減肥法的研究。

擁有無數的臨床實例。所以，三年後的今天，終於以可以理解的形式集成一冊，在其中匯集了減肥法的秘訣。三年間的臨床實例中，也有一般人之外的某名演員。雖特意隱瞞其姓名，她卻是輕易地在一星期間減輕了五公斤。性格演員H先生，持續平常的飲食生活，只以骨盤體操而減輕七公斤。這麼說來我本身是，如前所述由於身為演員的工作性質，感悟到經常減重、增重的必要性，而經常實踐骨盤體操的一人。

當然，我的減肥法實踐者現在也很多。例如：

●僅在三天之間，一天只做三十秒的體操而瘦了三公斤的福島理子小姐，十七歲（假名）。三週後的現在，原本五八公斤的體重降了十公斤，而成四八公斤。

●芭蕾女星藤本麻里小姐，二十三歲（假名），僅只一次的體操，便立刻消除了頑固的便秘，當天就有三次的排便，一週後體重也減了二公斤。

●家庭主婦塚本節子小姐，四十三歲（假名），一天不只做一回，而多做此體操，七天內快速地減少十公斤的體重。

這些，不管是那一個，都只是不勉強，既安全、又可持續飲食，而且又不需要劇烈的減肥方法。在快樂中，不僅可以減肥，也是我的願望的「心曠神怡減肥」之主題，使其充足的方法令我十分自負。

過去在許多場合介紹過，各位也實踐過的減肥法，雖然也思考過在各自上提高效果的方法，但是，「痛苦地減」「忍地減」，對於身體並不好，也不應該持久。

和我一樣，稍微怠惰、意志薄弱，又非常喜歡吃的你而言，擁有自信而且想到持續進行的減肥法，便在此書中。

請您拿在手中閱讀，如果可以把您內心潛在的偉大力量活性化的話，才是幸運。

目錄

前言　容易發胖體質的我，發現了骨盆控制秘密……三

序言　巧遇骨盤博士改變了我的一生……一一

1　過度的減肥方法而把身體弄壞的自身體驗……一二

2　「川津式減肥法」完成之前的真心話……一九

第一章　骨盤封閉就不會發胖
——川津式超級減肥法

1　只是這般不同卻立刻痛苦……四〇

2　決定性的根據「骨盤是肥胖的原因所在」……六七

第二章　不管吃再多也不會胖
——西洋藥膳的發現

實踐①　最初的一週內必定顯現效果……八八
實踐②　吃喝中排出體內老廢物的方法……一一三
實踐③　「西洋藥膳」飲食減肥的美味食譜……一三八

第三章　完全變身的健康魅力學

請搖晃你的手……一八二
你的贅肉聚集在那裏……一八四
在減肥中你變得如何……一八七
願望必定會實現的川津極意……一九一

序言

巧遇骨盤博士改變了我的一生

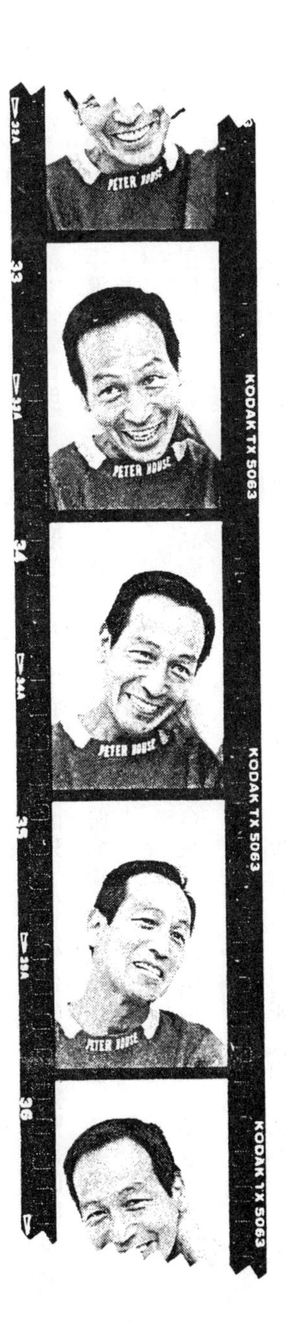

1 過度的減肥方法而把身體弄壞的自身體驗

▲向短短一週內減肥七公斤挑戰▼

由於身為演員的工作關係，為了製造效果而必須在比較短的時間內減肥、增胖。在國外，數年前在『慵懶的藍色』中飾演（主要人物）拳擊手的羅勃汀尼爾的故事最有名。

在電影中究竟實現了何種程度的減肥（增胖）並不清楚，但是，年輕全盛期緊繃的肉體和退役後年邁醜陋又臃腫的肉體，在影片上同時出色地飾演這二種不同的角色，令觀眾看得目瞪口呆。

最近在日本主演第一百部，話題也頗多的吉永小百合也順應電影角色所需，聽說不知用什麼方法也試著減肥。

說來雖然可恥，事實上我本身也實行無理的減肥法，體驗了生老病死般的苦處。

（減肥後）

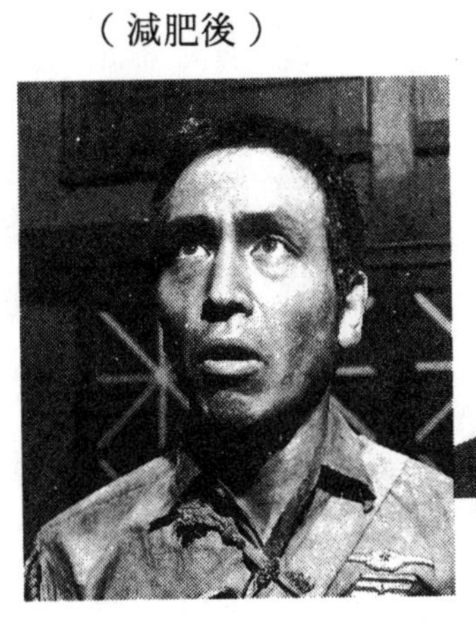

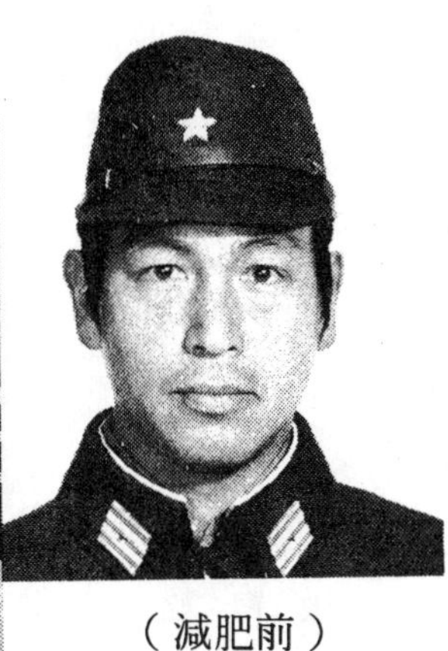

（減肥前）

「沖繩決戰」東寶電影提供

＊一週內７公斤！這樣減肥也可以嗎？

其中在一九七三年演出的東寶電影『沖繩決戰』也因為角色的需要，在一週內減重七公斤，不管怎麽說都是最為深刻的回憶。此時的角色是為了趁機逃離戰火，在緊急狀況中從沖繩回到日本本土報告戰況的少尉角色。

首先是拍攝在沖繩，下各種指示給部下朝氣十足的少尉。因為這次「充滿朝氣」的印象較好，所以本身原本的身材就足夠了。場面拍攝末尾，看過拍攝程序表，一週後就準備拍攝回到本部報告戰況的場面。

因為是設定在趁機逃離戰火，而在緊急狀況中返回，因此，充滿朝氣的兵隊就有點不合適，如果不是十分憔悴就顯現不出真實性。平常的話，或是拍攝行程排得滿滿的，如果拍攝的順序未必是按照劇本先後的話，利用化妝和演技就這樣的演完也可以，但是此時卻決心「無論如何一星期要減掉五公斤左右，才可以顯出真實性」。

如果說具體上做了什麼的話，一星期的前半段，一面不進食一面做劇烈的運動，進入三溫暖中徹底地流汗，每天都減重三公斤。後半段的三天幾乎完全不進食，全心全意地做運動和洗三溫暖來減輕體重。

聽說拳擊手在測量體重前都得經歷地獄般的減重之苦，現在想起來對我而言在那一週內難道也是如此。

不管怎麼說，肚子空空的就睡不著。不但劇本背不起來，腦海中閃過的都是一些吃的東西，任何事也做不了。

氣力也漸漸消失了，無法給予身體體力。看到周遭的人吃著似乎很美味的樣子，卻非得勒緊褲子，一點辦法也沒有。口水也快要流出來了，視力似乎也變差。

「幻想已經減瘦。」「稍微吃一點海產也不可以嗎？」也聽到這些惡魔誘惑般的聲音。

從此時開始了解，即使每天瘦下三公斤，只要喝水隔天就會再回升二公斤。也就是說，不管流了多少汗，一天只不過減輕一公斤而已。

因此，最後的第七天，面對拍攝只能用水補充能量。原本六十五公斤的體重，當時只有五十八公斤。完全沒有化妝地站在照相機前，讓後來看過電影的人，有「好巧妙的化妝術啊！」的感覺，這件事令我經常回憶起來。

但是，實行這種減肥的話，臉頰陷下去，皮膚也變得粗糙。身體的狀態也可笑地變成搖搖晃晃。

激烈地減肥，首先就無法取得身體的平衡，而失去平衡感。減肥後，我立刻騎著機車，卻犯了平時並非什麼特殊的簡單操作，引發了折斷三根肋骨的大車禍。過分的減肥而導致重要的體力大量地消耗。（現今回顧以前，這樣的減肥法，體力比脂肪先衰退吧！）

而且，做為年輕又有活力的演員，甚至連對於體力有充分自信的我也有這樣大的失敗，普通女性的話，不知會潛伏怎樣的危險……。

▲可能「只瘦臉頰」嗎？▼

之後，在電視劇中也有無理的減肥。是因為癌症死去的父親角色，一個月間一點一點的瘦下去的減肥。

酷熱夏天攝影。

當時尚未有三溫暖之類便利的方法，每天早上全身上下穿著駱駝色的襯衣，再穿上細織的毛線衣。戴上毛料的帽子、車內暖氣開到最大，從自宅到TBS經過二小時。車內早已成了蒸氣浴。在交叉路口停下的車主，熱天中看見穿著毛線衣戴著毛帽的我，不知有何感想。

在這次減肥中發現在最初的三十分內先汗如雨下，之後約一小時內毫無間斷地持續出汗。但是，後半的一小時再也流不出一滴汗。即使一邊哇哇大叫，一邊喝著燒燙般的熱紅茶，卻再流不出汗。

雖然想要出汗卻無法自體內出汗。大概是新陳代謝沒有好好運作。突然讓體內變熱，侵襲了心跳和呼吸。做得筋疲力盡的話，也會有襲擊睡意的時候。

拍死亡場面之前也連水都不喝。但是，因為照平常一樣地進食，結果身體一點也沒瘦，臉卻瘦得像病了般。而成功地演出「因癌症而死去」的感覺。

正因為減肥中身體變成病態，所以記得為了調適回原本的體能所付的辛勞。

我想這也是由於碰巧本身原本十分健康，所以才能如此吧！

▲肥胖體質的我所付出的辛勞▼

時間先後多少有點顛倒，但是，我想再介紹一個我悲慘的減肥經驗。

如今回想起來，經常只在這件事上打轉，彷彿只是嘆口氣的長短，卻是多達六年的節食減肥。

學生時代，加入拳擊社的我除了激烈的練習以外，每天都實行數公里的長跑練習。

畢業後，以青春明星的姿態初次登台之後的二年間更是持續不斷，用長跑練習來自我測驗。

總共六年，令人不知所措的節食體驗。

為什麽必須延續到那時呢？

事實上，這樣的訓練之下的我，每天都流了二到三公斤的汗，但是，即使只休息一天，這部分就會完全地加在體重上，實在是因為胖嘟嘟的體質啊！

聽說學生時代常做劇烈運動的人，如果畢業後就同時停止運動的話，不是完全把身體弄壞，就是變得醜醜胖嘟嘟的樣子。

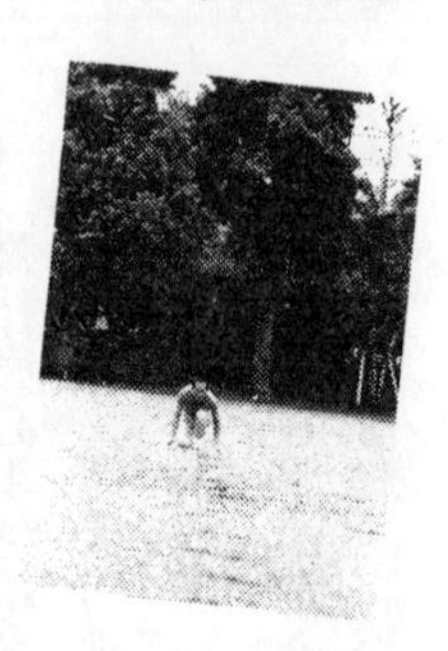

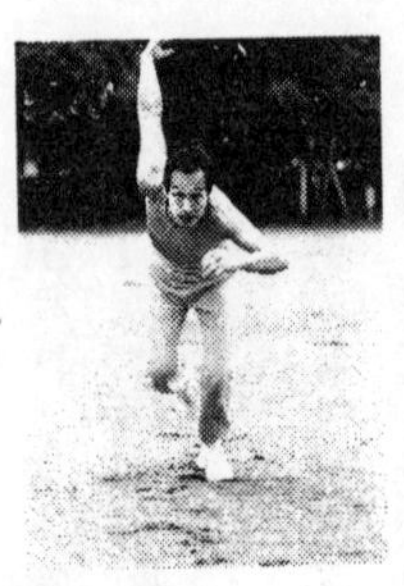

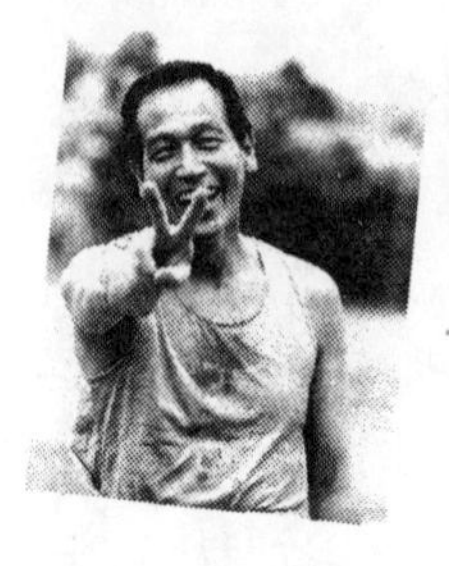

而我，就是後者那種。

特地讓我以青春明星的姿態初次登台，但是卻因為連自己的體型都無法維持，給周遭的人們帶來許多困擾。

這就是造成必死決心，長達二年的長跑練習的原因。

在此刻，便是和自己不敢去想的肥胖體質之間的奮鬥。

雖然如此，如果可以戰勝的話也是美好的回憶，但是……。

難道沒有更簡單、更安全，而且能夠輕而易舉的減肥法嗎？

我對於減肥的興趣，就是從這樣的呆瓜演員所付出的千辛萬苦中所產生的。

2　「川津式減肥法」完成之前的真心話

▲沒有理由再以目前為止的方法減肥▼

現在，手上拿著這本書的你，難道不曾試過任何一種節食或減肥的方法？

儘管如此，所謂有必要再多一本有關「減肥法」的書，也可以說是出乎意料地說明自己親身體驗的方法，是如何地沒有效果，或是徒勞無益地結束。

街頭巷尾流傳的各種「減肥法」，不管是那一種都只是看板上閃閃發光，一揭開真面目，儘是說些不只是不輕鬆也不是短時間就可以，如果沒有相當堅定的精神力量是熬不到最後之類的話。例如——

●經由精密的卡路里計算的飲食限制——

「想瘦下來，但是也想大吃特吃！」對於有此願望的人而言，倒不如不要有會引起這種壓力的方法。最後，變成和自己的意志力之間的奮鬥，在精神上是十分辛苦的。必須有相當的忍耐力。

●過苛的斷食療法——

完全不吃的話確實可以減瘦。雖然這是真實的，但是弄壞身體啦！喪失性命啦！真是得不償失。而且，優秀的指導者也是必要的。

●利用劇烈的運動減肥——

由於身體的活動，確實有減肥的效果，想要減輕二、三 公斤，就得被要求和職業拳擊手一樣的劇烈運動。

●減肥藥、美容療法——

每一種都是高價位，長期持續，對於經濟方面也很困難。藥物也有副作用的危險。

不管是選用以上的那幾個，結果，難道不能更輕鬆簡單的減肥嗎？我想這才是真心話吧！

☆想要邊吃邊減肥！

☆想在短時間裡減肥！

☆想要不做任何劇烈的運動減肥！

☆想要不花錢地減肥！

在本書中，為了這些懷有「自私」減肥願望的諸位，以我自身的經驗作為基礎，想要介紹幾個劃時代的減肥法。

基本上有三項：

①骨盤體操——給沒有時間的人（一天一次，只要三十秒就可以變瘦）。

②不完全斷食——給想要輕鬆的人（大吃大喝也可以變瘦）。

③西洋藥膳料理——給美食家（品嘗美食也可以減肥）。

不管是那一個都能滿足「自私」的慾望。而且也不只是「瘦」而已。在身體和精神兩方面，想要展開了將自己的潛在能力（機能）提高效率的方法論。

如前所述的我自己，在尚未確立此方法之前，有過連想都厭惡去想的悲慘減肥經驗。身體是理所當然，甚至連心理的健康或許都已損傷的無理減肥法。

一再地想，假使這些方法「早一點知道的話……」，同時給許許多多一再重複同樣過於激烈的減肥的讀者「早一點教他們的話……」，諸如此類，是我現今最確實的心情。

關於每一個的具體方法暫且留到下一章，在此只介紹其中之精髓。

三種方法讓你也能快樂地減肥

一天一次，一次只要三十秒！
骨盤體操
不完全斷食
可以吃喝的斷食！
西洋藥膳
吃著佳餚也可以苗條

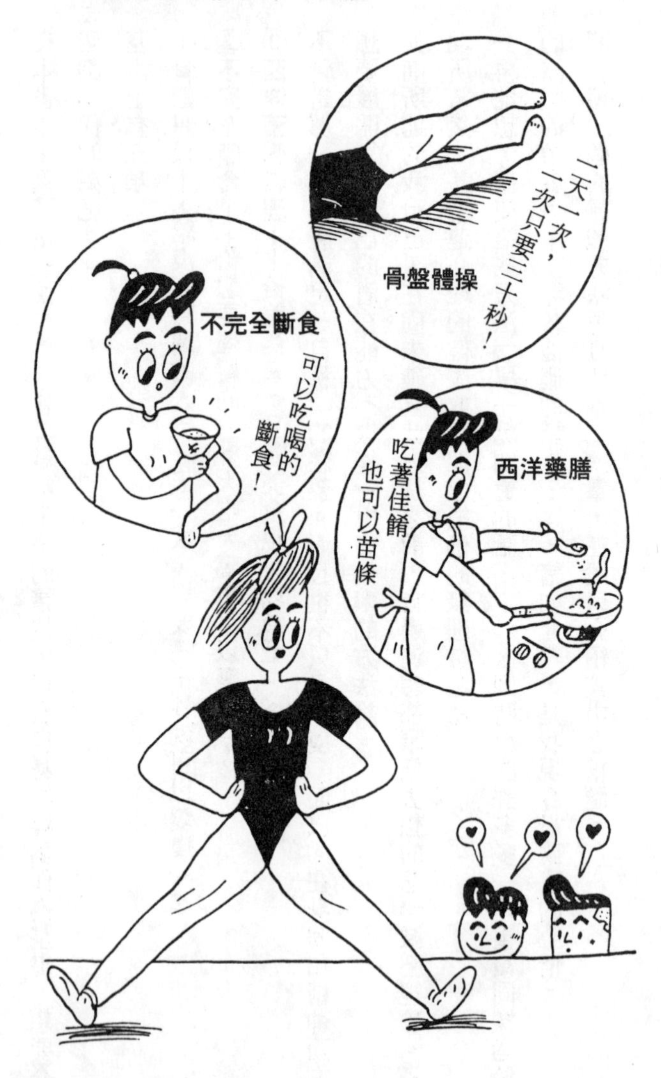

▲一天三十秒的骨盤體操之發現▼

雖說是體操，但是既非「瑜伽」般複雜的變化，也不是過度激烈的運動。

一天一次，只要三十秒，只做這種封閉骨盤的體操，三天減三公斤，真的可以快快樂樂地減肥。

「什麼！只要這樣就可以……」我想大多是無法立刻相信，但是這並不是謊言。除了我之外，許多實行者都已為這超高的效果作了實證。

在我尚未遇上「骨盤體操」之前，真的有過頗為悲慘的經驗。

連續七年都大受歡迎的電視節目，暫且稱之為『ＴＨＥ・Ｇ』吧！

主題為警員的動作片中，一直到最後我都是正式演出，在連續激烈動作的比例下，由於完全沒有事故發生的結束節目，受到人們一致的好評。我想到現在大家還是這麼相信著吧！

但是，事實上我卻在這個節目的拍攝中受了大傷。受了心想幸好命還保住這樣的大傷。

那是這樣的場景：

「從高大的圍牆往下飛。飾演對手（敵人的角色）的男演員叉開雙腿用身體去阻止，我翻了個筋斗降下來，從這以後開始動作。」

平常，像這樣危險的場景是由那方面的職業替身來完成，但是因為我不太喜歡替身，所以膽大地親自拍攝。

下定決心之後，從圍牆上飛下來。飾演對手戲的男演員用雙手把倒栽葱的我阻擋住。到此為止都如同預定一般。但是不知怎麼搞的，我的身體以落下的姿勢滑過對手的兩手間，頭先落到地面。也就是說，我的身體由於對手的關係兩手被控制住，就像人體打樁一樣的感覺，用頭猛烈撞擊水泥地。

在這之前也是在動作片的拍攝中折斷頭骨的我，此時勉強地歪著脖子，往水泥地面猛烈撞擊。

意識咻地遠離，同時靈魂出竅，也就是體驗了所謂「死去的自己才看得到的世界」。我所記得所謂死去的時候，雄偉的天空出奇地明亮，而且覺得無比的快樂。然後，似乎覺得有誰在呼喚，咻地往上昇，也看得見下面自己的孩子。

所以清楚地了解所謂「啊！我已經死了吧！」只留下肉體的狀況。

當時我有一個四歲的長子，之下還有二歲和一歲的孩子。「因為有參加保險，暫時能夠

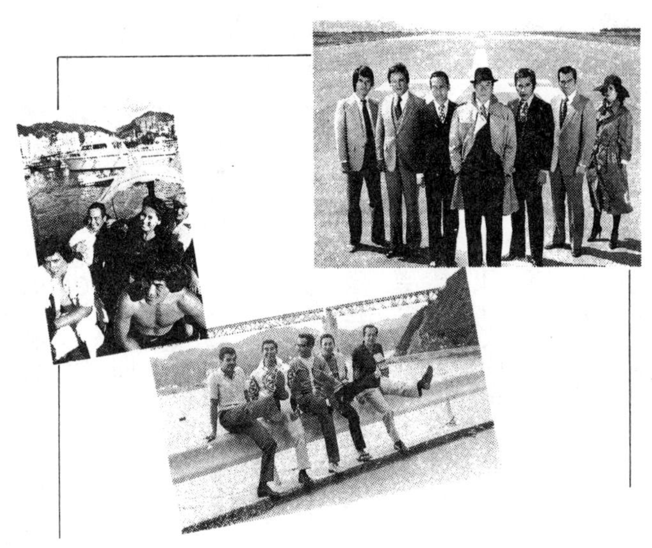

動作演員時代快樂的友人們

安泰地過日子吧！但是這也要到小孩子上初中以後呀！還是在一起比較好吧！到底該怎麽辦呢？」這樣的想法瞬間閃過，之後便醒過來。

膝下有子，是回到世上的原因嗎？還是……一恢復意識，就存在著一個彎曲著腦袋，動彈不得的自己。

就這樣，川津祐介之名在螢光幕上消失了二年。

頭就這麽彎曲著，自律神經也變得奇怪，即使想要走路，腳也變不正常而跌倒。沒有理由再去用這樣的動作演員。

之後，十幾年間和自己不聽使喚的身體奮鬥。

西洋醫學當然有，聽說按摩療法不錯，便前去醫治，或是聽聞那裡有整體術的醫師便立刻去拜訪。如今想起來，對於自己試過所有一切的療法自己也感動不已。

在此與病魔奮鬥的期間巧見整體協會野口晴哉先生的著作。這是一本以人類的自然治癒力為根本，十分優秀的著作。

『整體入門』『人類的探求』『身體運動的構造』。我就這麼貪婪地搜尋閱讀先生的著作。

愈讀愈被這人類與生俱有的自然治癒力的偉大所吸引。

在此之前探訪過各種的醫院卻盡是失望，中途也全然絕望的我，以先生的著作做為支柱，在黑暗中摸索前進，接著自己把自己的身體治療。當然，完全治癒是不可能的。

因為頭能轉一半，而且也只能一邊的鼻子呼吸，從前有六十公斤的握力，現在只有三十公斤而已。而且連自由式的換氣也只能用左邊換氣，碰地飛落而吊在樹枝上不過是早餐的事，但是如今再做此事卻噗通地掉落下來。因為身體的動作和印象無法一致，所以還只是累積訓練中而已。但是，啊！對於死在臨頭的我而言，能夠治好到這種程度，幾乎算是奇蹟了。

所以，引發這種奇蹟的力量，是每一個潛在的能力也是事實。

再說，在與病魔奮戰的期間所閱覽野口先生的著作中有一句話銘記在心：

『肥胖決定於骨盤的角度。』

不只是記住這件事而已，對我而言確實是刻骨銘心的一件事。從此以後，大量閱讀東洋醫學、骨盤關係的文獻，親身去研究。利用本身及妻子的身體，試過無數次的臨床實驗。即使是在醫學上想要證明此根據，對於我這門外漢而言，實在沒有理由寫出讓專家拍案叫絕的論文。

但是，「敞開骨盤的話；就會變胖；將骨盤封閉的話，將可格外輕鬆的變瘦。」這樣的川津式骨盤體操的原理，我的家族將成為先例，對於周遭許許多多的人而言，將是最好的實證。

其實我並沒有和野口先生直接碰面，只是把野口先生尊稱為「骨盤博士」。

發生事故之後，做為演員的工作完全沒有接觸之際，以「在家演出」為條件，加入龜甲萬醬油的廣告，總覺得要想辦法不讓一家人流淚街頭，當時只要想到這件事，確實難以忍受地滿心不安。

回想起來，在這個大傷中得到的東西也很多。例如：因為發生事故才能夠編寫出「骨盤體操」。所以才體會到人類自然而然的自然治癒能力。

誠如前章所介紹，做為傻演員千辛萬苦地減肥的時代，知道骨盤體操的話，是多麼的快樂呀！……但是，現在回想起來，也是美好的回憶。

即使如此，一天只要三十秒，三天就可以輕鬆地苗條三公斤的骨盤體操，為肥胖煩惱的諸位，希望您可以早一日實行此體操。

▲完全不進食無理地決定▼

在各式各樣的減肥法中，經常在報章雜誌中被介紹的「斷食」，在充足的知識及經驗者的指導下進行是可以在開始時得到效果。若是在外行人一知半解的知識下輕率地實行的話，是會遭受不良的後果。只要有一點差錯就成了和死亡結緣的方法。實際上，由於斷食之後緊接的進食而引發的休克死亡，有為數不清的事例被報導。

而且三天、一個禮拜中，只以水過活，如果沒有相當的精神耐力是沒有辦法持續的。

數年前我親身實行的「水斷食」便是十分的痛苦。

意外地是此種痛苦在斷食期間並未被察覺，卻在緩慢地恢復進食的復食期中以極端的形態表現出來。彷彿來到所謂的飢餓地獄。

可怕的程度就像想把眼前孩子舔食的糖球，硬把他的嘴巴打開而奪取糖球，且霸著不放。不管怎麼想這都不能說是尋常的精神狀態。

經過此事，我想難道沒有即使是如我這般意志薄弱，極端厭惡痛苦的事也能夠實行的斷食法嗎？於是在我多方研究下而產生了只要半斷食的「不完全斷食」。

因為是「不完全」因此並不無理，也不艱辛。肉體的苦痛，精神的壓力一概全無。而且是能夠得到和斷食一樣的減肥效果般，求之不得的方法。

就在一九八八年三月，由於連續幾天的暴飲暴食而破壞了此種情況，在體重回升之際，也能夠以一週的不完全斷食下毫不勉強地輕易減輕三公斤。

▲東洋藥膳和西洋藥膳▼

最後登場的是在我經營的餐館『拉拉巢』食譜中也曾稍加介紹的「西洋藥膳料理」，而以此為主的減肥法。

最初所謂肥胖的其中一個想法便是「營養過剩」。這些積存過多的營養，要如何地在短期間且有效地將其排出體外?——在此是以「食物的品質」來將其排除。

所謂「藥膳」和中國醫學四千年的歷史一同，是建築在「醫食同源」的基礎上之健康料理。

在料理中巧妙地加入中藥裡「黃耆」、「枸杞子」、「茯苓」之類的生藥，經由此藥排除一切的病氣，這是為了保持健康而被設想出來的料理。

其中也有本書主題「苗條藥膳」。

但是，中藥這種東西對我們而言還不熟悉。就算想買，在附近的超級市場也買不著，根本就是英雄無用武之地。

而我本身，因為發生事故而把身體弄壞，從此熱衷於各式各樣的健康法且加以實踐之際，對於「藥膳」充滿興趣，但是由於其缺乏日常性，因此自今仍無法好好地自己實行其中任何一項。

雖說如此，當時卻對「西洋藥膳」打起主意。照說在西洋也有和中藥一樣藥草（野草）的歷史。因此，平常我們日常所食用的「西洋蔬菜」也同樣含有各種藥效成分。

例如，「牛蒡」裡有不容否認的「整腸作用」；「番茄」裡也有「利尿作用」。每一項不都和「減肥」有直接成分存在嗎？

如果可能的話，寧可使用這些身旁的蔬菜，冰箱內常備的蔬菜，而可以料理輕鬆又不麻煩的藥膳料理。

這就是「西洋藥膳料理」的原理。

這麼一來便一點都不費事，也有時效性，更不會有奇怪的副作用。充分地食用，而且絕對不會失去美味，便可以有元氣地減肥。

以上三種方法是「川津式減肥法」的骨架。

各自擁有完美的效果，偶爾併用的話將會是能產生雙倍效果的驚異減肥法。

不勉強、又輕鬆、不費事又不花錢，請用此方法漸漸地減去您身上多餘的贅肉。

實證病歷
1

毫不勉強地維持最佳體重。感激！

山下緣小姐（化名）（21歲・模特兒）
身高168公分　體重50公斤（維持不變）

因為我是即使只喝水也會胖的類型，長時間辛苦於減肥上。特別是季節變化之際更容易發胖，膿疱和粗糙的皮膚再顯眼的化妝也無法掩蓋……在這種情形時便完全不吃所有的肉類，每天僅靠減肥藥度日。由於工作量大，應該對身體沒有多大的好處。

➡　試過骨盤體操和不完全斷食之後，四～五天膿疱便消失。第七天的斷食期滿時，吃了喜歡的紅燒牛蒡絲，隔天早上皮膚就變得光滑。對於自己體內良好的吸收率大吃一驚。從此以後骨盤體操成為每天的習慣。著實減下了可觀的體重！此時開始實行不完全斷食，幸好到今天為止每天都不需操心飲食，也可以毫不勉強地維持最佳體重，真是感激。

一句忠告

勞心於自己體內打通血脈的「自然」，每天過著感受體內感覺的日子，我想是十分美妙的。

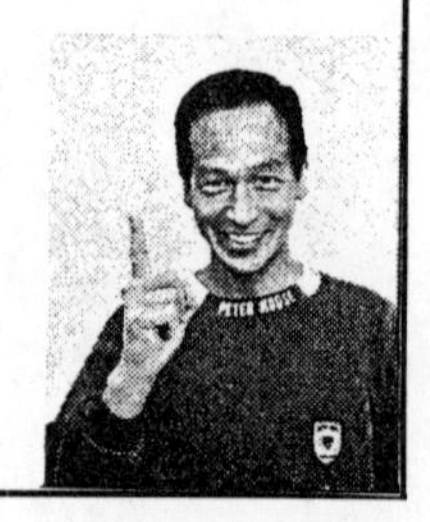

實證病歷
2

三天減輕三公斤，大吃一驚！

福島理子小姐（化名）（17歲・高中生）

身高154公斤　體重58公斤→48公斤

因為社團活動加入劍道社，所以無法利用愚蠢的節食。如果來個飲食限制，只要一次就會被擊倒。即使如此還是渴望降輕體重。特別是下半身最為嚴重，雖然也想穿著緊身的牛仔褲，卻繃繃地一點也不好看。正當想該如何是好時，知道了這個體操法。

➡ 在完全仰靠的觀念下做此體操，真的三天減輕三公斤，而且原本很在意的臀部贅肉也突然變得結實。而且不知何故也不在課堂上打瞌睡了，常常有清爽的感覺。三個拜以後體重48公斤。如今也想骨盤體操和「西洋藥膳」並用來挑戰看看。

一句忠告

我想瞬間暴發力也可以一口氣地提昇。加快自己的速度時就會覺得別人遲鈍了，若是如此的話請稍微降低速度。

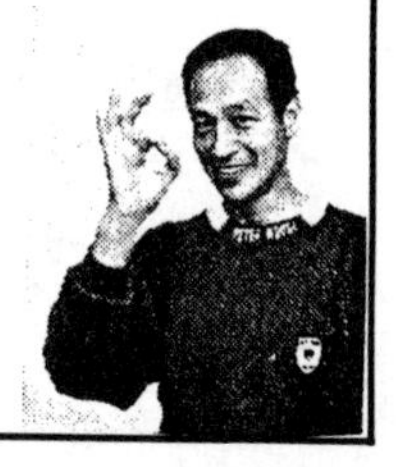

實證病歷
3

七天減輕十公斤，有點擔心！

塚本節子小姐（化名）（43歲・主婦）

身高154公斤　體重65公斤→55公斤

十六歲起就有三個小孩。長子升上小學高年級時，每年平均胖三～四公斤而到六十五公斤。因為小孩就要離手了，所以想透過有氧運動或是游泳教室，無論如何也要減輕體重，但是想歸想卻捨不得花錢，而且也很麻煩……

➡ 當時試著做川津式的體操法真的在三天減輕五公斤。因為覺得有趣所以一天做好幾回，現在已經是一想到就做體操，第七天時一口氣減輕十公斤，真是有點恐怖。

雖然變苗條了很快樂，但是總覺得腰的周圍有點痛，也覺得重重地……。實在有點擔心。

一句忠告

體重變輕了覺得身體活動的快感。如今已不需做骨盤體操了，只要以家事勞動下的出汗來維持吧！若換成你，一樣做得到。

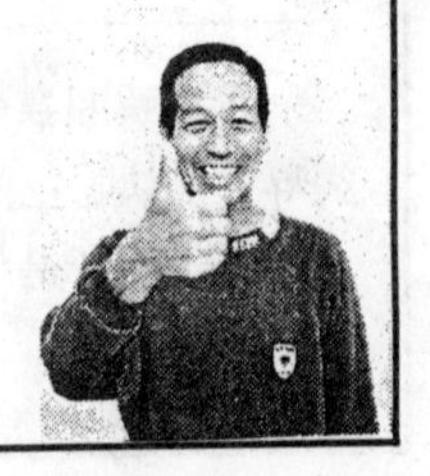

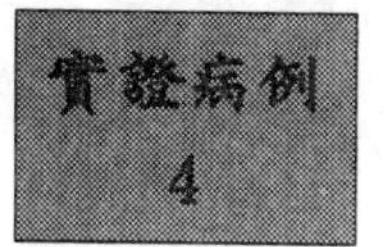

只做一次的體操便減輕四公斤！

川本繁先生（化名）（31歲・上班族）

身高176公分　體重73公斤→69公斤

有好長一段時間體重都維持在60公斤前後，但是在二年前一戒煙後便漸漸地發胖，短短三個月上升13公斤變成73公斤。之後，即使是做運動或是限制飲食也完全沒有效果，無法恢復原本的體重。

➡　意外地承蒙川津先生本人教授「減肥操法」，只做一次，而且才30秒。「瘦下來了…！可以嗎！」被這麽問時，當初還「怎麽可能？」地半信半疑。但是真的經過一個禮拜的時間大約瘦下4公斤，真是令人大吃一驚。之後睡眠也變得深沈，早上醒來也變得容易，實在驚奇於這不可思議的效果。

如今，每天一次30秒的骨盤體操是不可或缺的課題。

一句忠告

睡眠變得沈穩的話，即使短暫也達到休息的效果。當你想好好地大睡一覺時，請先洗個比平常都久的溫水澡。

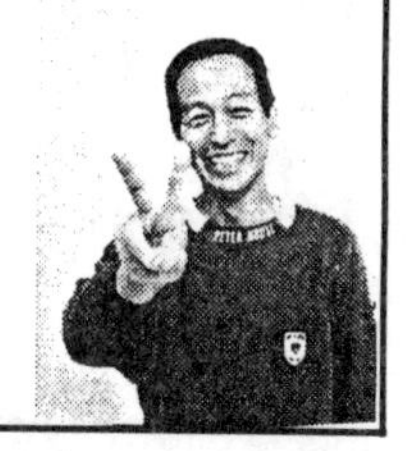

實證病歷
5

以西洋藥膳使身體狀況良好！

加藤恭子小姐（化名）（34歲・主婦）

身高163公分　體重56公斤→52公斤

由於夫婦都在工作，所以大多是夫婦一起外食，尤其是丈夫連日的應酬時總是持續暴飲暴食。假日時即使一整天在家閒著沒事彷彿也無法消除疲倦感。好像是腸胃不好的樣子。最近總是覺得挺個肚子惹人側目，該如何是好……。

➡ 至少當我駐足廚房便想試試川津先生的西洋藥膳，自一個月以前，夫婦二人都覺得身體狀況良好，早上起床都覺得無比地爽快。

丈夫於應酬隔天的不快感就好像說謊般地完全消失，真是愉快，而且體重也好像減輕了2公斤左右。最近宣言「男人也應該走進廚房」，於是一手拿著食譜親自向西洋藥膳討戰。

一句忠告

男人喜歡被煽動地走入廚房，一起作飯一起用餐。我想這是和睦的基礎。接著向打掃洗濯討戰吧！

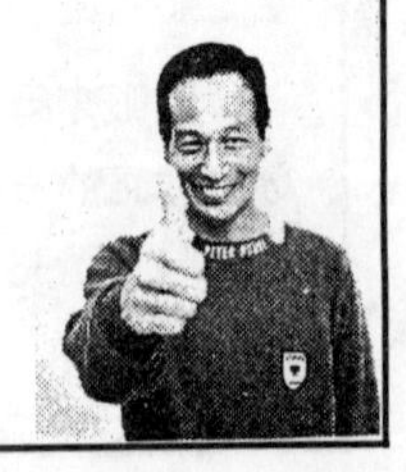

實證病例 6

便秘、膿疱立即消失！

藤本麻里小姐（化名）（23歲・芭蕾舞者）

身高163公分　體重45公斤→43公斤

由於便秘的原因長出許多膿疱，化舞台妝時不容易上妝。而且最近腳部也好像長了許多贅肉（跳芭蕾舞的時候），跳躍的時候也覺得體重變重……。為了跳出美妙的舞姿，想要在不失體力下減肥。

➡ 經由友人的介紹，直接向川津先生道出這個苦惱，請他教我同時可以治好便秘又可以瘦下來的骨盤體操，在川津先生的指導下當場就試試看。

驚訝的是隔天早、中、晚排便三次，週後體重減輕二公斤，連耳後長滿的膿疱也漂亮地脫落。只有一次而已的體操卻產生如此立即的效果，總覺像是說謊。

一句忠告

身體狀況的週期有高的時候也有低的時候。如果能將週期高的時期延長，將週期低的時期提高時，將能以良好的身體狀況立足在舞台上。

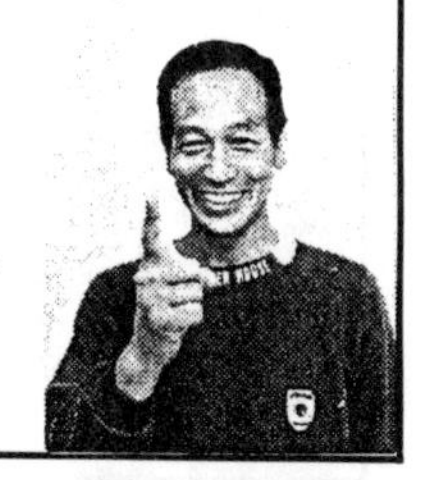

實證病歷
7

消除下半身的肥胖真舒服！

本田繪里小姐（化名）（24歲・工讀生）

身高160公分　體重55公斤（維持不變）

二個月後，在相親之前決心「想變成美麗又苗條」，正想前往美體沙龍之際，由於費用太高而打消念頭。總之如果無法使化妝效果良好，臉和腳等等看得到的地方變瘦的話總是焦躁不安。

➡ 從母親那裡得知的骨盤體操，半信半疑地在二天大概試過一次左右。做過大約一週後每一個見到我的人都跟我說：「總覺得你的臉變瘦了耶！」

新陳代謝也十分良好，出汗情況也很好；排尿很頻繁。或許是因為這樣，下半身的贅肉消除了，腰到腳看起來也苗條不少。如果這樣去相親的話，或許會成功吧！

一句忠告

約會的時候心情如何十分重要的。當你可以奉獻一生和絕不會後悔的人見面時，請把盡心盡力的每一天調整得快快樂樂的吧！

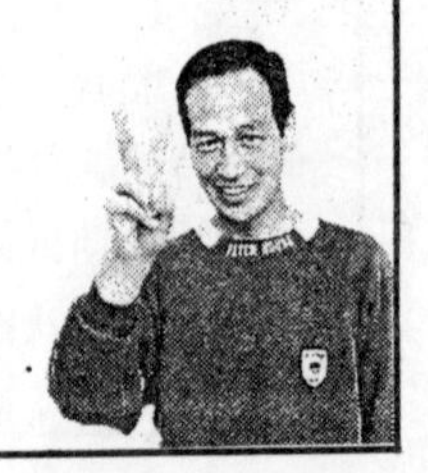

第一章　骨盤封閉就不會發胖

——川津式超級減肥法

●只是利用藥物和計算卡路里，零效果

1 只是這般不同卻立刻痛苦

實例1 在完全不知減肥方法下喪失生命的女演員之悲劇

好長一段時間，由於身為演員這行業，看過許許多多數不盡女演員的素面，其中有一位留下深刻印象的女演員，暫且把她化名為X小姐吧！

她吸引人的地方在於其出衆的身材比例以及小家碧玉的風範，洋溢著樸素雅緻的美感。特別是她那烏黑透徹的瞳孔，更被視為魅力焦點廣受稱讚。

全盛期時，影劇雜誌的人緣票選和海報的銷售額都經常高居不下。電視劇和電影的曝光率是理所當然，甚至乘勢推出唱片。

好幾次和她在電視劇中共同演出，總是準備著豪華、有沙發的個別房間，工作人員只對此提心吊膽地慎重處理著。

和年齡無關，人緣和待遇是並行的，這是演藝界的常識，但是這樣的待遇本身卻是十分罕見的。然而探究真相的話，她在工作人員有採訪經驗的傳播媒體人員之間評價卻頗不佳。

「如果NG無數次的話，便立刻噘著嘴生起氣地回到後台。」

「即使在採訪，心情不好的時候幾乎什麼都不肯透露。」

「真沒常識，沒有一次滿意的招呼！」

儘是透過螢光幕和影片，和在茶室所給予的印象恰好相反的不良傳言。

如此的她，人緣的最高峰大約持續了半年之久。

出現螢光幕的頻繁度漸漸地減少，「人緣失落了吧！」在一旁邊看邊有此感覺，有一天突然之間她的倩影自演藝界消聲匿跡了。

雖然浮浮沈沈可以說是演藝界的定理，但是像她一樣突然消失的女演員，幾乎是始無前例。

到底是怎麼一回事呢？之後向有關人員詢問後，雖然關於其突然消失有各式各樣的理由，其中最主要的原因之一乃在於已回歸自然了。

女演員花朵的全盛期任誰都會嬌寵的奉承的。

但是，人們在心底某處總會有「他媽的！」這樣惡毒的想法，卻仍然敷衍他們。如果是

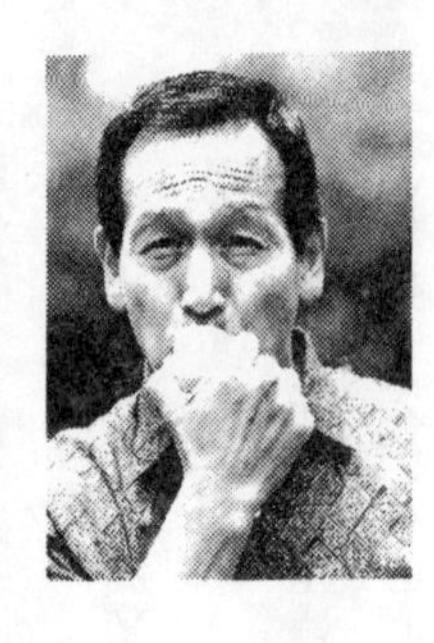
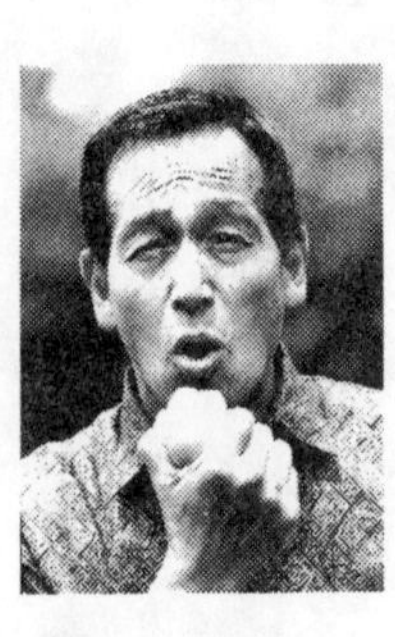
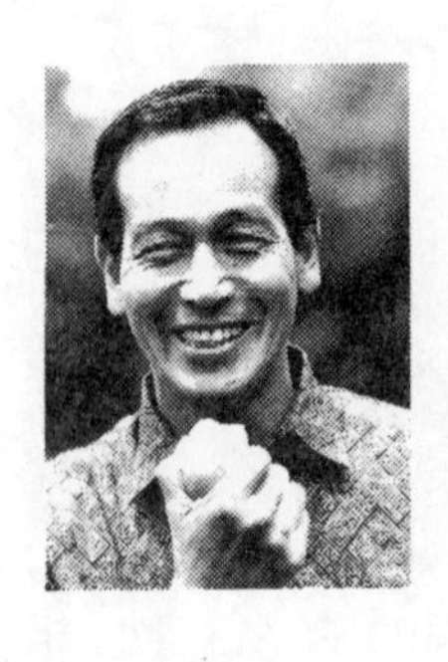

長年的工作人員和有關人員的話，對於和自己的女兒年齡相仿的這樣一個小女孩，總會覺得不可以敷衍她，若是真的溺愛她，這才是正直之所在吧！

或許是反射作用吧！稍微開始走向人緣下降線時，便有七手八腳地一齊踐踏之處。

這樣的待人處事不只侷限於演藝界，在所有競爭社會中是共通的真理。

況且是X小姐的情況，在其全盛期對於周圍的工作人員以及有關人員的態度惡劣。感情的起伏實在太激烈了。

但是關於其傲慢自大、感情激烈的起伏，事實上是有原因的。

——減肥。

她為了維持其吸引人的身材比例，長時間嘗試著痛苦的減肥。

雖然不是具體地知道到底是怎麼的減肥法，但是恐怕是嘗試錯誤的減肥法了吧！

減肥本身是很簡單的。但是，由於此事而無法使身心提高力量的話就沒有意義。少女的精華在當其道出想成為明星之際，要特別注意此處。

這是我一貫的主張。

特別是演員只對於苗條的人而言，一般說來常由於沒有耐力而容易覺得疲倦，於是便容易生病。所以在繁瑣的地方就容易散落在周圍。演員是十分辛苦的。

「如果無法健康的話，即使變瘦也沒意義！」為了讓您們仔細對這句話加以認識，再稍微介紹一下演藝人員的實例。

實例2　死亡之減肥「厭食症」下悲慘的現實

『卡本特』中理查和卡蓮的兄妹二重唱，『YESTERDAY・ONCE・MORE』、『TOP UP THE WORLD』、『SING』等等，流傳著許許多多世界性的熱門歌曲，甚至三度獲頒音樂界最高權威的葛來美獎。一九七四年五月來日本於武道館公演時，公演三萬張票卻有三十八萬人來索票，真是紅透半邊天。

您的家裡不也存著其唱片好幾張嗎？

『卡本特』合唱團中的妹妹卡蓮・卡本特於一九八三年的二月（32歲）英年早逝。在洛杉磯市的自宅昏厥，雖然立刻送往醫院，但卻已太遲。死因在於神經性食慾不振症而引起心臟麻痺。

這種神經性食慾不振症，俗稱厭食症，現今在美國年輕女性之間發揮著凶猛的威力，在日本自古以來也是相當被重視的症狀。

我想明瞭的人也很多，簡單地說主要是青春期的女生都有「想苗條一點」的願望，相對地對於肥胖便十分懼怕，自己被自己「絕對不可以變胖」的內心枷鎖所鎖住。

所以，「決不吃蔬菜之外的食物」這樣減肥方式每天親身要求自己，萬一吃了便立刻把指頭伸進喉嚨，把胃裡所有的東西全部吐出來。

持續如此地動作，只要看見食物便覺得噁心，變成完全不吸取食物的身體，最後就變成皮包骨了……。說起來，無理的減肥便是引起身心症狀的原因。

變成皮包骨，畢竟眼睛看得見的精神面也變得異常，看見鏡子也覺得「我還是太胖了」而看不下去，最後周遭的人只要將她送往醫院。到後來如果可以治癒的話還有救，要不然就像卡蓮・卡本特般再也喚不回自己的生命了。

即使在日本，如由五十八公斤的體重降到三十八公斤卻因為營養失調而死掉，栃木縣的女子大生和由五十公斤降至二十五公斤死去之佐賀縣的女性等等，由於厭食症而喪失自己年少的生命之例子最近相當被矚目。

稍早根據衛生署的調查，青春期的女性學生大約五百人就有一人得厭食症，所以死亡率也上升到百分之六。

就算沒得到厭食症的程度，如果女性採取無理的減肥法，則目光淡然、皮膚粗糙，最後連生理也失調了。

實例3　「斷食療法」中隱藏的陷阱

最近相當時興的斷食，如果做法弄錯一步就事態嚴重，前面已敍述過了。

例如，斷食三日之後，由於過度將大量的食物塞進肚子，激烈之中引起內臟異常，連緊急手術的價值都儘失而去世的倫敦首席模特兒——寶琳•希瓦特小姐（一九八一年死亡，享年二十四歲）。

她的體重是五十公斤，身材苗條的體型在旁人眼光看來是無可挑剔的完美比例。但是這就是女人心，希望「更美麗」，似乎反反覆覆地做著自己的減肥。

具體來說，三天內以咖啡過活，一旦斷食期滿便習慣暴飲暴食。

且說當死亡事故發生那天，便是她過度地暴飲暴食。

舉例來說，三天以咖啡過活之後，她便以以下的食譜一口氣地塞進肚子裡。

・生肝六八〇公克。
・腎臟九〇〇公克。
・黑布丁二個。
・碗豆九〇〇公克。
・生花椰菜二個。
・蘑菇四五〇公克。
・起司、自製麵包、蘋果、桃子、梨子。

晚餐就只吃了這些的希瓦特小姐，六小時後被母親發現的時候，吃進去的東西持續不斷地嘔吐出來而奄奄一息。

當天希瓦特小姐塞進肚子裡的食譜，和稍微超出常軌的斷食之外行療法經常是伴隨著危

立刻停止不合理的減肥吧！

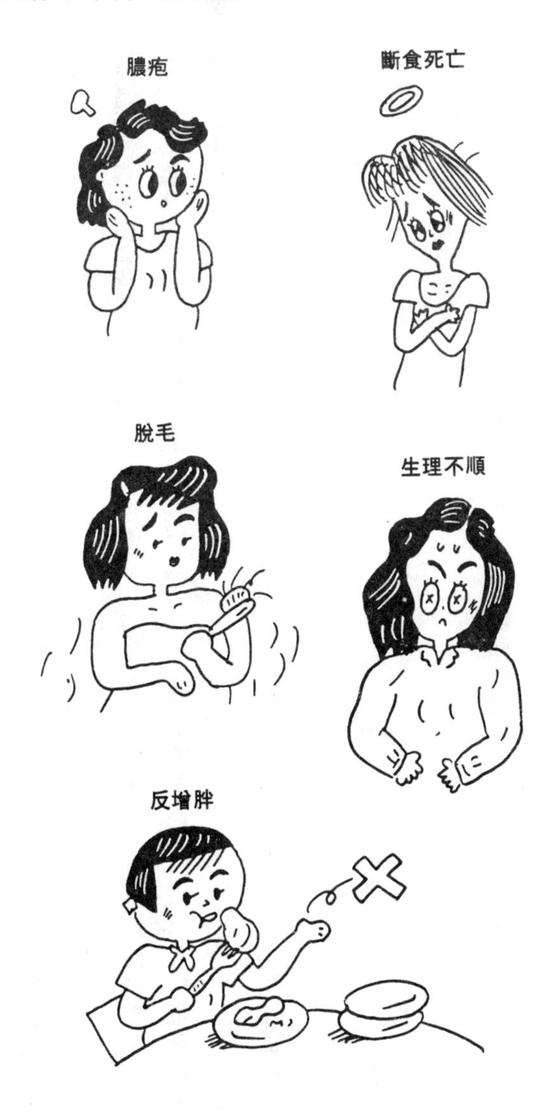

險的。

「斷食之後立刻吃炸豬排後死去。」「吃了帶餡的麵包致死。」「吃了二杯拉麵後致死。」

等等諸如此類令人啼笑皆非的例子，只是沒被報導出來而已，事實上例子比比皆是。

在下一章中將介紹能夠輕輕鬆鬆又安全的斷食方法——主流的斷食，所以只要是錯誤的指導方法絕對應該停止。

當然，無論是否到這種程度，一般女性之間看得見的減肥失敗經驗中也有產生後遺症的。例如：

☆減肥本身雖然成功了，但是全身長滿了膿疱。

☆生理突然失調。

☆斷食後毛髮掉落的後遺症。

☆雖然減了二十公斤，但是一旦減肥中止以後，開始吃得比以前還多，結果反而增胖二十三公斤。也就是反增胖……等等。

無法忽視的弊害也相當多，這是事實。

實例4　不可忽略的脂肪、不要的贅肉、你的情形

女性肥胖這件事，以醫學上的觀點來看，試著去調查看看到底有怎樣的意義。由於這裡有值得信賴的科學雜誌中介紹的文章請瀏覽一下。

『女性太瘦會招致視床下部的生殖機能異常，這件事至今早已不是大驚小怪的事了。究其原因乃在於古代的女性妊娠、平安生產，自始至終都知道自己的生殖機能是正常的。生殖的時候精力是必須的，例如：為了要生個健康的新生兒需要五萬～八萬的卡路里，哺乳期一天需要五百～一千卡路里（這個數字比其他生命維持所需的卡路里數還多）。

古代可以吃的東西很少，由於有季節性的變動，對新生兒而言母乳是唯一的食物。基於此因，如果在無法充分地儲存身體中最容易轉換的能源——脂肪時而懷孕的話，不只是自己的生命，甚至連新生兒的生命也置於險境之中。

實際上，自營養不良的女性生出缺乏生存能力的孩子，她本身也無法保存性命。因此她們也將沒有後代留傳。這樣的自然淘汰一直生生不息。

今日，幾乎所有的女性在成熟的契機上儲存體重四分之一以上的脂肪（大約16公斤・14

萬4千卡路里）。儲存脂肪的主要目的或許正在於妊娠中約三個月的期間內供給哺乳期的能量。』　　　　（科學一九八八年五月號）

在此篇論文中興趣最濃厚的地方正在此處：

『今日，幾乎所有的女性在成熟的契機上儲存體重四分之一以上的脂肪（大約16公斤・14萬4千卡路里）。』

無論如何，為了要生出健康的寶寶，母親體中五萬～八萬卡路里的能量，哺乳期一天五百～一千卡路里是必要的。

如果沒有這些製造大量卡路里的脂肪成份的話，豈止嬰兒而已，連母親也很危險。而且這類事故常被記載。

「十五歲以後如果沒有體重17%的脂肪將無法迎接初潮……。」

「少女長大成人時，對於太瘦的人而言有生理遲緩的傾向……。」

換個立場來說，也就是說沒有一定程度的脂肪時，女性在身體自然的判斷下是沒有成為人母的資格。

＊你是如何消耗100卡路里的呢？

50公斤女性的情形：

上下樓梯
17分
散 步
38分
慢 跑
14分
有氧舞蹈
20分
跳 繩
10分
網 球
14分

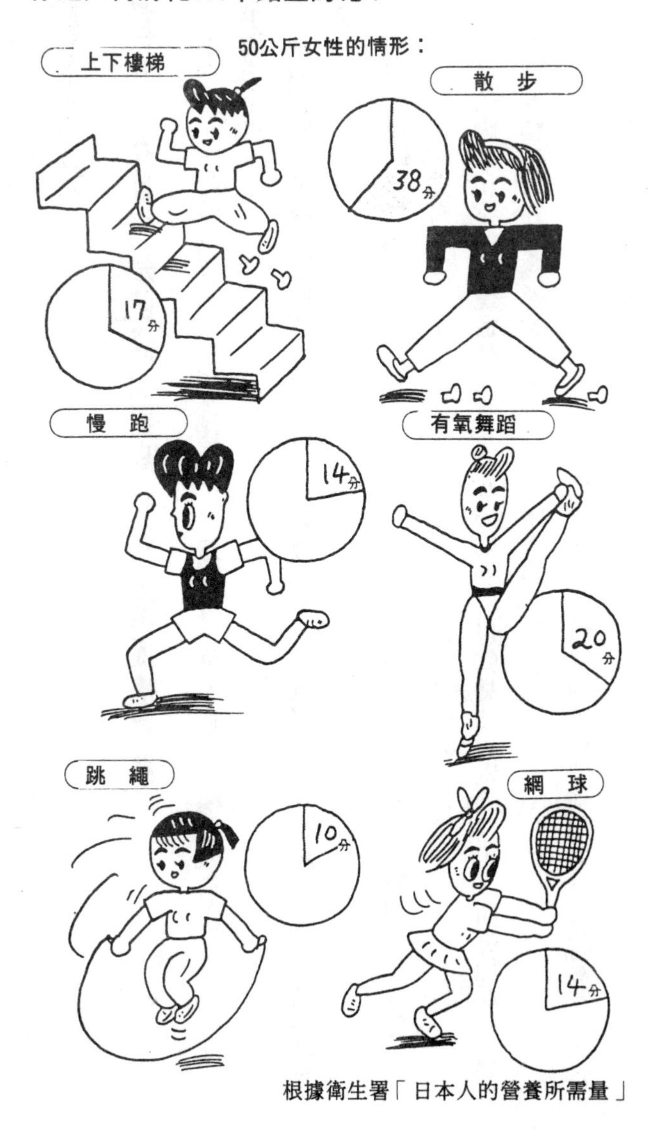

根據衛生署「日本人的營養所需量」

如今你不得不自覺即使是體內揮之不去脂肪，之中的17%以生育出健康的寶寶之準備而言是最重要的寶藏。

實例5　女性光是苗條而已身體將變得搖搖晃晃

前些日子，隨意流覽女性週刊雜誌時，注意到有一位很紅的女演員因為卵巢腫大而做緊急手術的報導。

她的賣點在於胸部和臀部都非常偉大的健康身體。而且經常笑顏不斷，是一位精力旺盛的演員。

但是根據這項報導，此次這位女演員倒下去的原因似乎是因為疲勞以及激烈地減肥。

「此發現雖然有點遲，不孕症似乎已不可避免」這件事被報導出來。

女性的胸部和臀部發達這是女性賀爾蒙的影響，也就是雌激素的作用。而這種雌激素在體內艮好的調節乃在於腦部的一部分——視床下部。

例如，像前面所述的演員般，持續極端的減肥、無理的體重控制和馬拉松般過度激烈的運動中而引起視床下部異常。

＊減肥和女性危險的構造

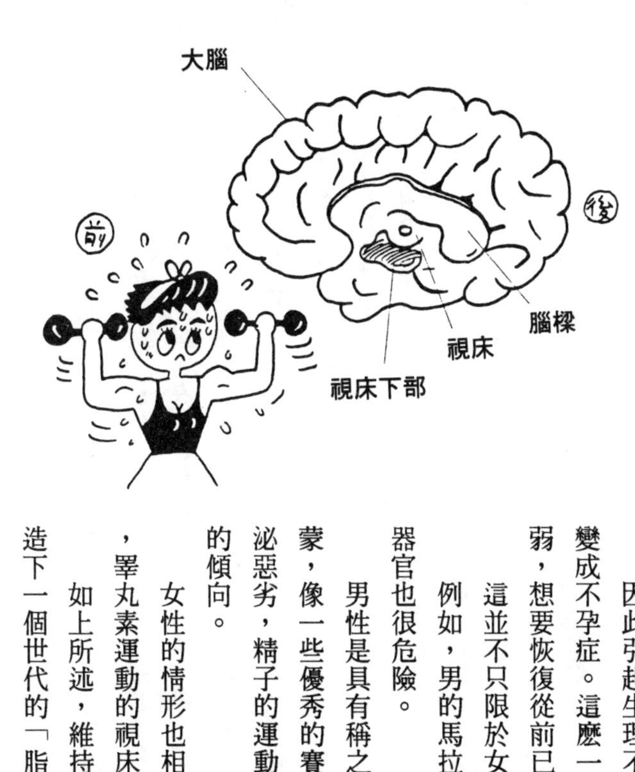

因此引起生理不順和月經失調，最後終於變成不孕症。這麼一來子宮的狀態已經相當衰弱，想要恢復從前已經十分困難了。

這並不只限於女性。

例如，男的馬拉松賽跑選手，他們的生殖器官也很危險。

男性是具有稱之為「睪丸素」的男性賀爾蒙，像一些優秀的賽跑健將般，其睪丸素的分泌惡劣，精子的運動率、生存率也有非常低落的傾向。

女性的情形也相同，由於過度激烈的練習，睪丸素運動的視床下部無法良好的運動。

如上所述，維持健康的身體和擁有作為創造下一個世代的「脂肪」，這二件事都是既重要的事和極力想認識的。

想起來，在漫長的人類歷史中，只有能夠充分儲存脂肪的人才可說是可以緜延不斷的吧！

特別是狩獵民族，一面燃燒自己體內的膽固醇，一面追趕著野獸掙扎著活下去。

如果沒有充分的貯存膽固醇，在追趕野獸的途中，便有可能在野山中昏倒。

由於原本即是必要的，當你在準備製造體內脂肪的構造時切記過猶不及。不管是多好的藥大量給予的話，和毒藥並無二樣，本來，為了生存而成為必要且為了維持身體，而不可或缺的構造太過於運作，則脂肪的供給便太多了。

即使是產生了和危害身體同等意義的一面。

現代是只指責出害處而已的，本書的主題也正在於除去此害處作為前題：「對於可能成為肥胖這件事，對於生存下去是擁有非常強烈、積極的姿勢的身體。」

請好好把握這樣的大原則。

實例6　親自體驗「何謂肥胖」的西伯利亞之外景拍攝

關於皮下脂肪，我自己有一個有趣的體驗。

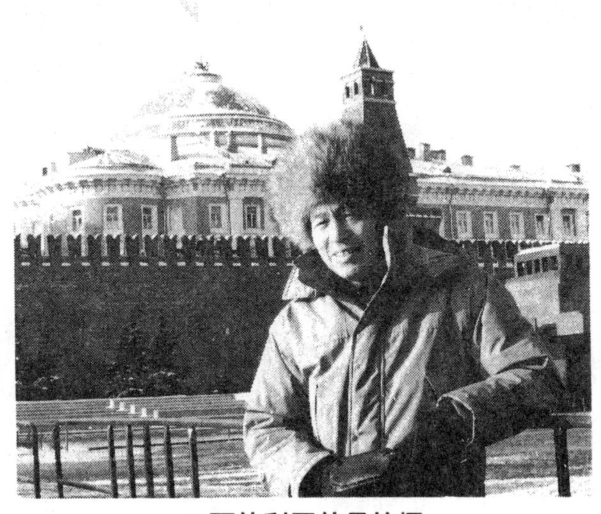

＊西伯利亞外景拍攝

那是一九八七年二月在東海電視『大白夜——蘇聯極北紀行』的外景攝影。冬天二星期，夏天五星期的北極區內的冬天外景拍攝。

我和演員們一同進入零下四十五度的北極，即使是說零下四十五度，但或許並不是目前最寒冷的記錄，但是淚水和鼻都瞬間冷凍，呼出來的氣也冷凍了。露出來的肌肉部分，如果欲說明此寒冷更為刺痛的話，不管如何難道沒有可留下印象的嗎？

我們的攝影隊為了讓身體適應寒冷的程度，首先在零下十五度的莫斯科度過二天，然後便載往北極。大約二個禮拜之間，不只是體驗「呼氣都結冰」的日子而已，事實上此時也有了不可思議的體驗。

比方說紅茶吧！拍攝結束之後，寒天當中熱騰騰的紅茶握在兩手之中，呼呼地吹著氣一邊喝是當時最幸福的時刻，但事實上是這紅茶加了三湯匙滿滿的砂糖，而且三杯、四杯貪婪地狂飲。平常我第一杯只加二湯匙砂糖，然後喝二杯不加砂糖的紅茶，此時只為了身體的要求必須食用砂糖才來喝紅茶。

然後最好吃的是馴鹿肉（說歸說，在當地具有的肉類而言，只有這種馴鹿的肉而已……）。

零下四十五度的條件之下，不用說當然蔬菜是無法生育的。平常我都是以「節制肉類」或「這肉，似乎脂肪很多」來自我規範，但只有此時以喜好而食用脂肪的狀態。

其實最初站在這零下四十五度的地面上時，「在這種地方不管拍攝幾個小時的外景都會死去」感覺到這樣的生命危機。實際上在屋外即使待五分鐘，身體暴露在冷空氣中時，便有一股莫名其妙的恐怖感侵襲而來。

攝取多量的糖分、積極地食入肉類的脂肪，在屋外二小時、三小時的話，身體即使暴露在冷空氣中，也完全能置身心平氣和之際的不可思議之事。

或許是人體的神秘吧！還是人類不為人知的力量，此時，我的皮膚底層長時間處於寒氣中而形成了可以抵抗的皮下脂肪層。

二個星期的北極外景拍攝結束後返回零下十五度的莫斯科時，全體人員都將在北極圈穿著的耐寒服裝脫掉，只是在普通的襯衫外，加件毛衣而已。

褲子也是熱得穿不住，手套之類也不再需要。也就是說生活在零下十五度的世界——在東京大約三月～四月，以早春的流行服飾闊步在大街上——目擊此景的莫斯科人也會大吃一驚吧！

回國時大約是二月中旬，據迎面而來的經紀人所言，東京前幾天下了雪，每個人都頻頻高喊「好冷！好冷！」為什麼我們都不覺得冷。

當經紀人從成田機場將全組人員送至東京時，每一個人都捲起袖子喊著「好熱！好熱！」地把窗戶打開。雖然就差沒進去冷房，但是從窗戶吹進的冷風到底還是讓經紀人感冒般的結果產生。

或許可說是人類的防禦本能吧！

到達莫斯科的時候，由於有「已經慢慢地習慣寒冷了吧！」的感覺，而且不只是感覺而已，從生理上來看我們體內形成的薄薄的脂肪層正在守護著生命。

閱讀減肥的指導書時，不管那一本都強調「大敵是脂肪和糖分」。當然這也沒錯，但是如果只強調此點而已的話，偶爾也別忘了可能會陷入驚人的陷阱。

野生植物如果事先放置的話，每重複一個歲月就會變得愈來愈大，但是動物卻是因應狀況有時肥胖，有時瘦弱的構造在體內預備著，這是自然的道理，動物的本能。

人類也是，為了維持身體而非得胖的場合比比皆是。

實例7 「因為忍耐而無法減輕」的驚人心理

對於想苗條的讀者而言，對於肥胖的重要度，也請知道瘦下來是許多人的願望。

此時請稍加回顧你自己的飲食生活。

「早已過了四十歲了，還是不要吃肉類的脂肪比較好，雖然比較喜歡五花肉，但還是吃里脊肉吧！」

「由於甜的東西是肥胖的大敵，所以蛋糕不行！」

「紅茶內還是不要放砂糖吧！」

等等，考慮卡路里，這不是不斷地在自己的心裡銬上枷鎖嗎？

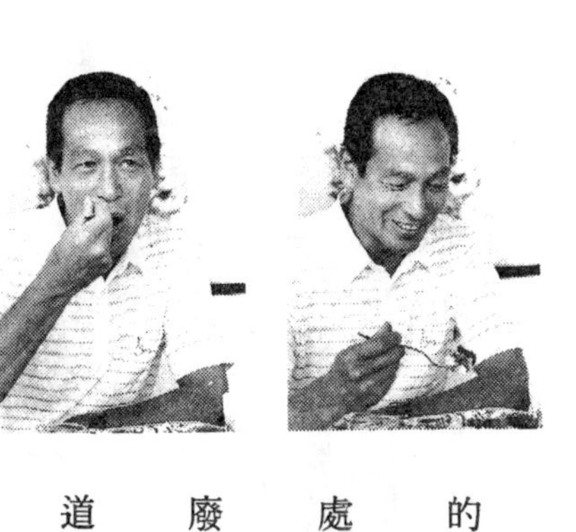
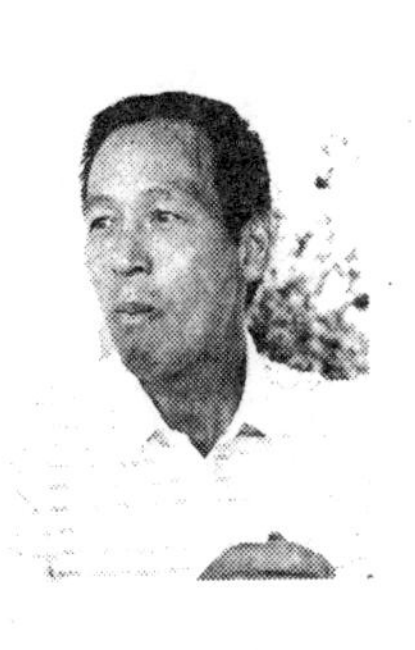

其中當點叫油炸豆腐皮壽司時，留下油炸豆腐皮只吃其中的飯的人也有，而握著鮪魚手捲卻留下鮪魚只吃飯的奇怪女性也有。點五目拉麵時，肉和蝦子等主要的材料卻留在鍋底的女性也到處都是。

意識到瘦這件事，卻忍耐著自己喜好的食物，這是相當半途而廢的減肥。

「因為肥胖」而將日常生活的飲食生活稍加忍耐的人而言，難道沒有「實在瘦不下來」的煩惱嗎？

因此，所謂「因為肥胖雖然喜好卻不吃」，嚴重的壓力便積存起來。

此壓力只要投降一次，便有很大的反應產生。

例如，訪問朋友的家，請吃自製蛋糕的場合，「由於是自我的規定」而拒絕別人，這是沒有道理的吧！吃了一塊後，誇讚「啊！真是好吃！」的話，一定會再拿出下一塊吧！

即使是十分固執，最後還是得接受。

還有，或許你也有這樣的經驗，和「他」或是丈夫吵架之後，或是迷上電視節目時，無意識中伸手去拿決心不再吃的食物。

而男性在喝了酒輕飄飄的時候，或是接待客戶時，沒有理由只有自己不吃時必然產生反響。

例如，由於自己的減肥而禁吃手捲。

酒醉時早已神飄氣爽，由於平常自我禁止的反響，最後終於吃了一肚子的手捲。

接待別人或是被接待，連餐點的內容都必須仔細費心的人際關係的場面中，特別容易發生這件事。

從統計數目來看，女性消除壓力的一大手段似乎正在於「吃」這件事上。

「不能吃」的壓力還是以吃來消除，所以食用場所便由平常忍耐的東西開始。

探究其因乃在於因為只喜歡吃而已，於是便無法形成枷鎖。

這麼想來，在統計中看見的情形，凡是愈忍耐則愈會吃大量決心不吃的東西，這件事終於可以明瞭。

越加以禁止，一旦解禁便陷入其中，這便是人類的枷鎖。

給為了減肥而無理的忍耐想吃的東西的各位，介紹這樣一個方法：命名為「貪吃鬼也訝異的效果」，所謂極喜好的東西，只要看見心情惡劣而無法下嚥的方法。

但首先來聽一聽在碰上「貪吃鬼也訝異的效果」之前，我的痛苦經驗。

實例8　無法食用極偏好的鰹魚真相

「女性本質上便喜好四月初上市的鰹魚」，無論如何我對於鰹魚是十分熱愛的。

但是，三年前突然不能再吃鰹魚了。

甚至連看了都討厭，進入一家暢飲店時，光看見桌上放著鰹魚心情便已惡劣，於是便匆匆地離開飲食店。

知道的人或許也很多吧！我數年前在一個料理的節目中有一段報導的時期。

在日本到處旅行，吃著當地美味的食物打打牙祭，誠如各位所見，或許覺得是「額外的收穫」。

我也確實在得到工作時，因「可以吃到美味的食物」而興奮不已。

但是，節目持續一段時間後，「這真是十分辛苦的工作」，卻不得不改成這樣的想法。

比方說鹿兒島、枕崎的外景拍攝，食用四月初上市的鰹魚的工作。

或許還有人有此記憶，連續好幾次都播放著食用鰹魚的影片。

魚鬆是當然的，還有烹煮頭部及收集佃煮的小菜。若是在適當的間隔後再吃這些食物，或許再也沒有如此美味的食物了。

但是我卻是陷入連續四天都只吃鰹魚料理的窘境。除了叫鰹魚外，甚至完全沒吃生魚片的配菜。

在放映數分鐘的畫面中只吃了二片或三片的鰹魚，「嗯！好吃！」不斷地點頭稱是，但事實上到此為止卻已重複了好幾次的排練。每次吃著鰹魚，「嗯！好吃！」地點頭。

播出結束的時候，肚子裡已滿滿地塡進鰹魚。再加上播出結束之後，提供攝影的旅館餐廳還「請用、請用、請慢用」地送來豪華的鰹魚料理全餐。

由於無法拒絕此盛情，即使再勉強還是吃下鰹魚。雖然想吃鰹魚以外的食物，但肚子裡已無剩餘的空間了。毫不誇張地甚至連生魚片的配菜都沒吃。計算起來，每天大的鰹魚二條多，四天總計吃了八條以上。

那時候並不覺得那麼厭惡，之後三年間對於鰹魚的味道非常敏感。經過不久，和工作人員一同到爐邊燒烤的店，感覺到鰹魚的味道後，「啊，不要這家店，到別家店吧！」巴不得快離開。

在我對於鰹魚如此棘手之際，對家人而言是別人的事。他們想吃便在我不在的時候買來吃，這當然不在話下。

這種家人吃的鰹魚有過在冰箱暫時保存的時候。當我回到家打開冰箱，雖然已經沒有鰹魚了，但是味道還存在。因為我的鼻子對其敏感便喃喃地說著：

「啊！豆腐裡有鰹魚的味道！」

起初是太太，接著全家人都覺得相當困惑。

雖然在理性下是可以理解的，但是，自鰹魚而引滲想逃的潛在意識想法，卻一點辦法也沒。這是相當深刻的事。

實例9　知道「貪吃鬼也訝異的效果」嗎？

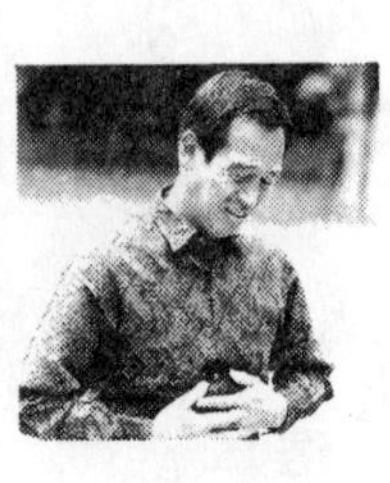
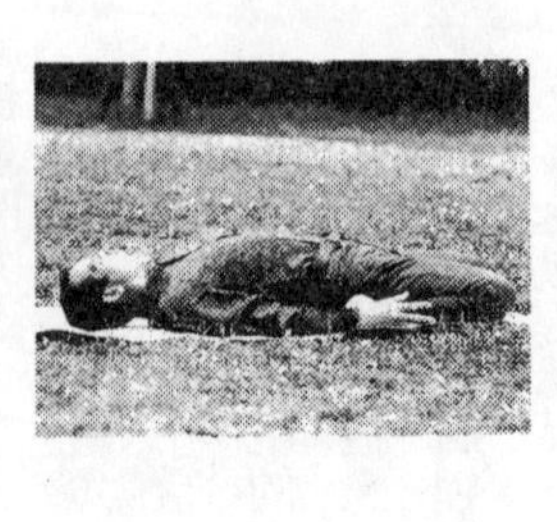
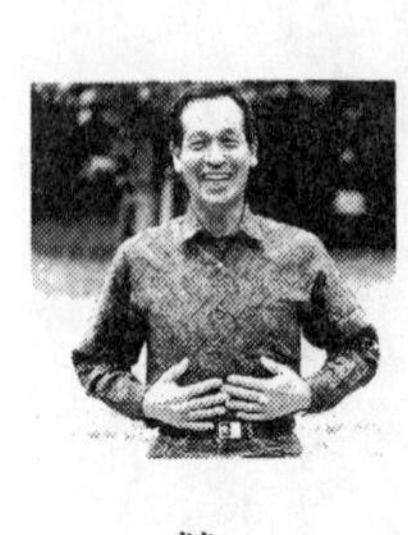

為什麼要介紹我的經驗談呢？這是要傳達「人類的食慾到底是十分淺顯的東西」。

所以，慾望之底的淺顯，實際去體驗是可以好好地體會的。

例如，對於里脊肉的炸豬排無法自制的人，而且加以忍耐時，便會想去吃里脊肉的炸豬排。

早上、中午、晚上都只吃炸豬排，當然會有「再也不想吃了」的感覺。

可是還是勉強地吃進肚子。

蛋糕也可以。十個、二十個地買來，有空腹的感覺時就吃蛋糕。即使是覺得厭煩了，還是勉強地塞進去。

也不必擔心「那樣作不就會胖得離譜」之類的事。

大量且快速的吃下禁忌的食物必定會下痢，或是嘔吐。這麼一來，營養份便不會留存在身上。

而且不可思議的是若連續三天除了吃肉還是吃肉的話，身體就會想要蔬菜。

即使少量的蔬菜也相當美味，自然而然地營養分便會留在身上。

如此這般，有自己忍耐的食物，一旦想吃以後便解放此壓力，毫無節制地吃進身體。

這麼一來，又吐又下痢之後，如此想吃又吃不下去的東西，身體也變得不再必要了。

不用無節制地累積壓力，卻也變得不想吃了。

這就是我的怪療法——連貪吃鬼也會訝異的效果。

只有一項是需事先報告的，此怪療法只是一種知性的遊戲。

美食評論家山本益博由於受迫於工作上的必要，連續幾天，早上、中午、晚上都吃炸豬排，最後竟把肝臟弄壞，這件事是目前為止最為困惑之事。

目的在於將「毫無止盡地想著自己的慾望，而自套枷鎖，慾望之底是比你想到的還要淺」。這件事親自去體會，請千萬不要忘記。

事實上，我老婆十分喜好毛蟹。

一看到我便說：

「帶我去吃毛蟹。」地死求活求。

「無論如何毛蟹吃得滿肚子是我的夢想。」之類的事，結婚以來已說了十年。

因此我經常帶她去北海道，早、中、晚都進攻毛蟹大餐。

這麼一來，第二天便已叫苦連天地說：

「我想去沒有毛蟹味道的地方吃飯。」之後帶她去拉麵店，端出來的是「滲入毛蟹的拉麵」，當時老婆快要哭出來般的臉，至今都清晰地記得。

其中有一項我的體驗之教訓。

——與其勉強不吃想吃的食物，不如以大吃特吃想吃的食物來減肥。

2　決定性的根據「骨盤是肥胖的原因所在」

▲光食物是不會發胖的▼

現在請坐在椅子上讀這本書的你試一件事，請暫且看一下你自己的腳跟。

●有沒有自然張開膝蓋？

即使是坐在沙發上閱讀也是一樣，坐在電車的座位上閱讀，條件也是相同的，這都是肥胖的紅燈。

檢查過腳跟之後，請想想你的日常生活。

例如：

●發覺最近在電車裡長時間站立便十分痛苦，且以必死的表情尋找空位的自己，有過突然不由得想起的經驗。

●只有鞋底的外側磨損。

●以O型腳（蟹型胯股）走路。
●用高跟鞋走路十分辛苦。
●坐上椅子後立刻想盤腳而坐，而且經常將同一隻腳放在上面。
●容易絆倒。
●有冷感症。
●受腰痛所困擾。
●睡眠很淺，有失眠症。
●生理痛十分嚴重。
●嚴重便秘。
●對待他人常以激動的口氣頂撞。
●朋友聚集的時候突然將別人的壞話成為話題中心。
●容易疲勞。
若是已婚女性——
●丈夫常說：「肚子鬆弛，臀部下垂，而且沒有腰圍。」孩子也諷刺說：「最近很穩重耶！」

以上舉出的項目中，有幾項是符合自己的你，應該還算是「安心稍胖健康型」。

從統計上來看，有過生產經驗且苦惱於肥胖的女性，幾乎都是「安心稍胖健康型」。

而且以我所見聞的範圍裡，由於此種原因而肥胖的女性，大半數以為「原因在於食物」。

你也是一樣，平常對於計算卡路里、節食之類的字眼反應過度，但事實上真的實行減肥是少之又少吧！

「為了要調整身材比例，再也沒有什麼比運動身體有效。」因此參加有氧舞蹈教室、游泳的人比比皆是。

因此，「注意所吃的食物，甚至去跳有氧舞蹈還是沒有什麼明顯的效果。或許是體質的關係吧！」因此，便有半數的人中途便死心了。

節食也可以，但是運動身體是重要的因素，應該不會錯。

但是，有一件事是你必須更加注意的。

「安心稍胖健康型」的最大肥胖原因乃在於骨盤。如果不矯正骨盤，再怎麼實行減肥，

*檢查你的肥胖程度

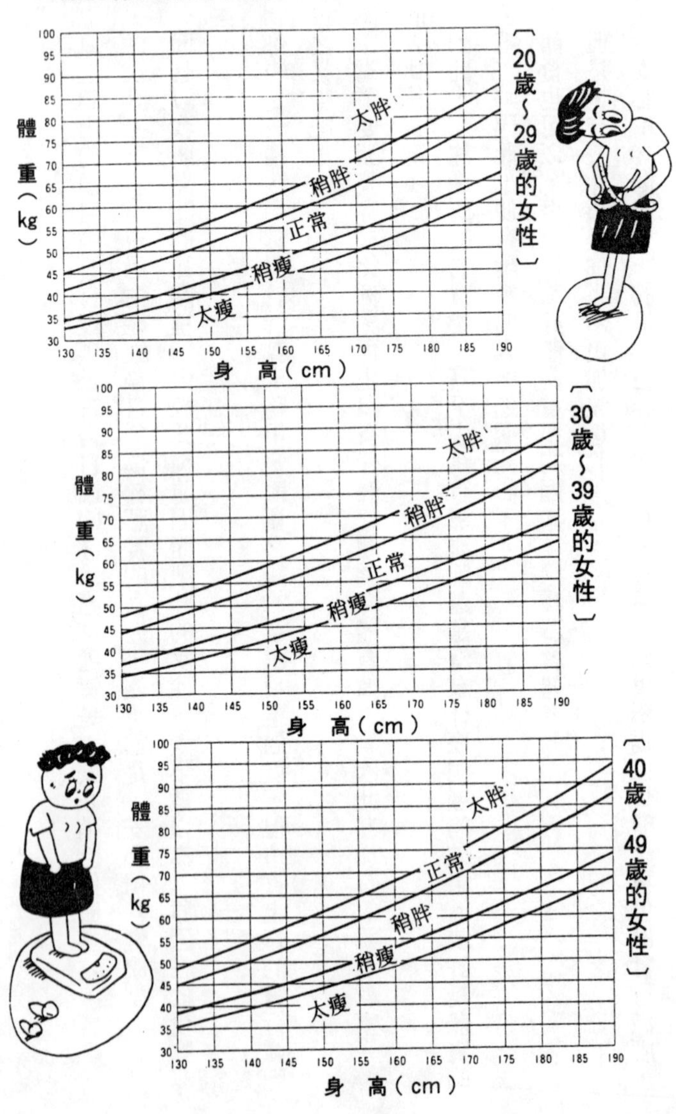

（20歲～29歲的女性）
體重（kg）
身高（cm）
太胖
稍胖
正常
稍瘦
太瘦
（30歲～39歲的女性）
體重（kg）
身高（cm）
太胖
稍胖
正常
稍瘦
太瘦
（40歲～49歲的女性）
體重（kg）
身高（cm）
太胖
正常
稍胖
稍瘦
太瘦

＊你真的很胖嗎？

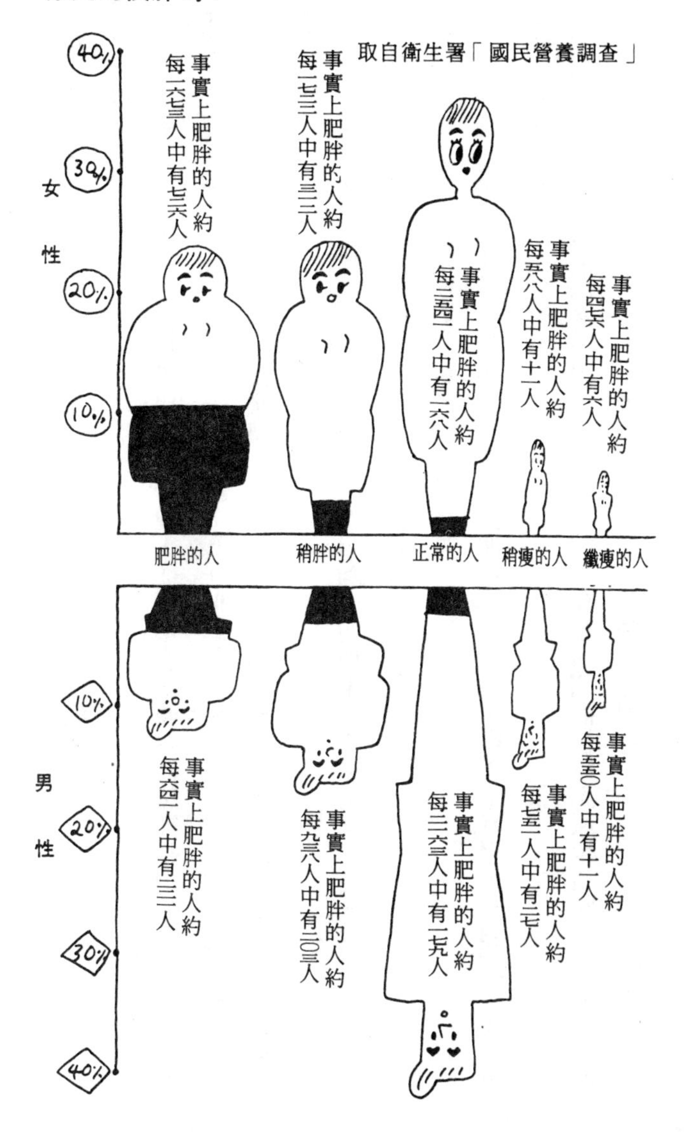
取自衛生署「國民營養調查」
40%
30%
20%
10%
女性
事實上肥胖的人約每一六七三人中有七六人
事實上肥胖的人約每一七三人中有三二人
事實上肥胖的人約每二五四一人中有一六八人
事實上肥胖的人約每五六八人中有十一人
事實上肥胖的人約每四七六人中有六人
肥胖的人
稍胖的人
正常的人
稍瘦的人
纖瘦的人
男性
10%
20%
30%
40%
事實上肥胖的人約每六四一人中有三二人
事實上肥胖的人約每九三八人中有二〇三人
事實上肥胖的人約每二六三人中有一九九人
事實上肥胖的人約每七五一人中有二七人
事實上肥胖的人約每五五〇人中有十一人

再怎麼運動，都不必期望能苗條。

接下來解說何謂安心稍胖健康型，以及骨盤到底有怎樣的問題。

●安心稍胖健康型

擁有小學二～三年級的低年級兒童的母親，從背影看來體型仍然維持十分優美的例子實在很多，但是擁有小學高年級、甚至中學生的孩子的母親，便已具有雄偉穩重的背影。

似乎從PTA之類的聚會中歸來般，如果出席她們的聚會，她們便會毫不思索地讓道於氣勢較弱的男子。

從前方壓迫而來的樣子，讓人感覺到壓倒周圍般的穩重，背影也顯得威風凜凜。

從腰到臀部周圍圓滾滾的樣子，難道就是健康。

對於這樣的婦女便稱之為「安心稍胖健康型」。

許多生過孩子的婦女在生產嬰兒的時間打開女性的骨盤，從產道輕鬆地將嬰兒生產，這是自然的原理。

平常，平均三個月的哺乳期中，骨盤便稍稍地持續封閉而恢復到原本的狀態，這是人體的構造功能。雖然這大部分是受精神狀態所影響，但是半夜裡每二～三個小時便從嬰兒的哭聲而被提醒的哺乳時間，這樣的緊張狀態持續不斷的話，由於體內分泌腎上腺素，骨盤便自然地封閉。

所謂人類的骨盤，由於不可思議的運動，例如「今天的晚餐是要吃豬排飯或是炸蝦飯」，而迷惑時也會封閉。

「這個月的生活費大概沒問題吧！」如此的擔心也會封閉；「小孩子似乎在學校會被欺負，怎麼辦呢？」如此的煩惱當然也會封閉。

更何況手上小心地抱著似乎會碎掉的嬰兒，細心的哺乳，即使不想要，骨盤也會封閉。如此所述，所謂女性的骨盤運動是和人的精神狀態有密切的關連。

再說現在人工營養十分茂盛。其中所謂「因為乳房形狀會變型」等，即使乳汁充足，而餵食人工奶粉的母親到處都是。

這就是乳房下垂，而自作自受地變成「安心稍胖健康型」，即使這麼說也不過分吧！

不可無視於內心的活動。

所謂骨盤敞開的狀態，便是和人類安心的狀態相對應。

只有夫婦二人的生活是那麼地甜美自由，想法也十分的富裕且無憂無慮。

富裕且無憂無慮的另一方，便有「誰都不能打擾」的想法，鐘擺大幅度地搖擺，但是往其相反方面前進的話，「絕對性的保證全無」。如果丈夫將關心轉向別的女性時，現今自己的立場轉瞬間崩去的危機感潛在地存於心底深處。

若是有小孩時，即使是非常極端地說，但至少可以確保現今三餐不繼的地位。

孩子是夫妻的鈕帶，可以消除擔心的種子。因此，由於自己的精神大部分都集中在孩子身上，對於到目前為止應該好好體會的丈夫之苦勞，卻視而不見。

兩人世界的生活，「如今他難道不是在工作的場所辛苦工作？」「人際關係不知是否順利地進行？」等等，在以上必要的方向神經緊張。

當然這並不只是對於自己的立場有極大的影響，但是一有孩子後，幾乎所有的精神都轉向此方，而有擔心的事全然盡失的傾向。一旦沒有了擔心的事情，骨盤一直開著的狀態，這便是稍胖健康。

我自己本身，對於「安心稍胖健康型」絕對不是不喜歡。在周圍洋溢著幸福般的印象中，即使只有本人不在意，也不必要向他人言及種種。

即使看見石器時代理想的婦人像，或是在「道祖神」中所描寫的女性像，這都不是美的象徵之米羅的維納斯，甚至全部都是此種健康型。

但是，若是煩惱時請實踐在下一章介紹的骨盤體操。回復到美妙的身材絕對不是夢想。

▲骨盤博士的一句話眼前大為一亮▼

當然，所有的女性都是「安心稍胖健康型」，有生產的經驗、骨盤敞開，但這些都不是和肥胖有密切的關係。

其他還有種種的原因。

區分為幾型試著介紹看看。

「雖然不是安心稍胖型，但我仍煩惱於肥胖，為什麼？」這樣子的你一定也是屬於下列某一種型。

●下半身肥胖型

在男性的印象中都真實地感覺到——「最近，在年輕女性間背影美人大幅增加」。

貼身的、極為柔軟材質的洋裝增多，頭髮也整理得十分細緻，似乎各自精於適合自己的型，不由得發出一聲驚嘆的經驗也很多。

但是，無法透視這些人的心中卻也是事實，至少關於背影能保持高度水準的女性，不只在街上，在電車中也到處充斥著。

其中稍微覺得有些可惜的是，被形容下半身肥胖的女性。

和上半身比較的話，從腰部到臀部積存著不均勻的肉和脂肪。當然，為了要支撐下半身，腳便不得不變得強壯。

不只男人的視線遠離，「本人也很辛苦吧！」接著便同情起來了。

但是希望你們不要生氣。

煩惱於「下半身肥胖」的人，大部分都是骨盤敞開為原因的例子很多。原因雖然很多，但一旦骨盤開啟時，當然周圍的肌肉和脂肪便屯積起來，臀部也堂堂地大了起來。而支撐此處的便是腳部。以自然的原理來說腳部也變得肥胖起來。從現在的樣子起漸漸地進行下半身肥胖。

對於這樣的女性請務必試試骨盤體操。

意外地在短期間內定可以解除煩惱。

●慵懶肥胖型

對於此型的女性，希望你大大地反省一番。

此型的人無論如何對於運動身體是十分厭惡的。

買入睡床的動機是因為覺得被子拿上拿下很麻煩，而且打掃也很不喜歡，定期地請房屋打掃代理店來打掃房子的類型。

原本就不使用吸塵器之類的東西，只用撢子和掃帚打掃就覺得很偉大，且做了很大的運動量，做完了煮飯、洗濯之類的事，就好像做了幾里的慢跑同程度的運動量，而且心想一定消耗了體內攝取的卡路里，慵懶肥胖型大體上來說絕不移動身體，常常斜坐在茶室。

由於無事可做，便吃著隨手可得的小餅乾和薄片餅乾，喝著茶。這樣的生活持續幾年的話，內臟一定被破壞，除了坐以外都覺麻煩，於是大多變得圓滾滾地往左右發展。只是一味地持續吃東西，完全的慵懶肥胖型。

這種女性也實行「川津式減肥法」的話，確實會變瘦。但是，即使無法變瘦，只要不改善生活態度就無法變美。

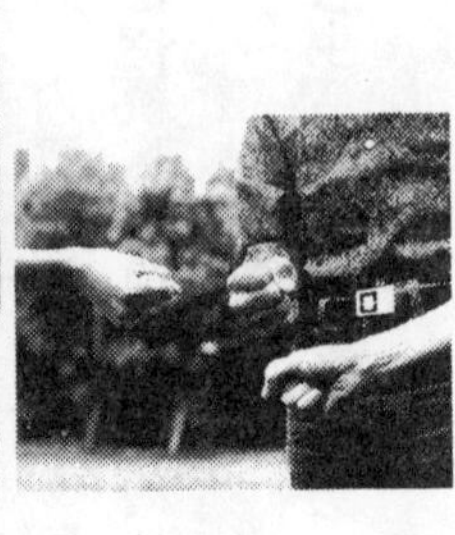
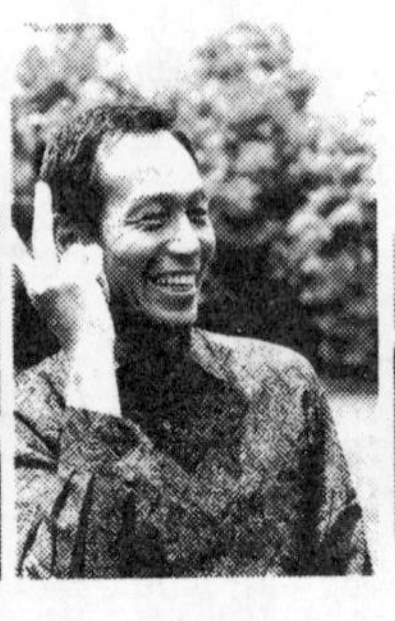
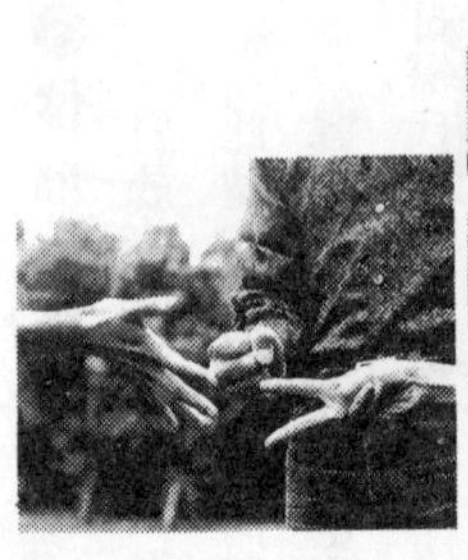

●節食水腫型

這種型的人，是完全不吃飯，但為了解除空腹感只是大量地攝取水分的類型。

人類的身體含有70%的水份，經常補給新鮮的水份卻無法在體內循環時，無法維持生命。

因此，「只要是水份就好」地喝果汁、喝可樂、喝咖啡、喝紅茶。在此當中便招致肥胖。

即使是果汁或可樂，由於摻入大量糖份，在糖份和水份之中便形成胖嘟嘟的水腫。

而且，由於有正在節食中的意識，盡可能地不去活動身體，自然而然地節約能量。

注意看，是主要在下半身積存水份的類型。

●馬虎節食型

最近常常看到的便是此型。

在我所認識的孩子中，雖然只是小學生，但由於苦於肥胖，周遭的人便擔心地給予減肥餐。減肥餐持續了一個多月，但為什麽沒有瘦下來呢？甚且反而給人反倒增胖的印象。母親便有「怎麽會這樣呢？」的怨言。接著詢問她——「那麽，到底是使用怎麽樣的減肥餐呢？」孩子三餐照吃，之間才吃減肥餐作為點心，當然會胖嘍！

同樣的「馬虎節食型」，雖然不太吃飯，但點心類的薄片餅乾和小餅乾不離身，卻又強詞奪理地解釋，且一味地吃著點心，而感嘆說「瘦不下來！瘦不下來！」的人也有。

▲為什麽骨盤能影響呢？▼

骨盤位置的變位為什麽會引起肥胖、月經異常、肩膀酸痛、冷感症、腰痛等症狀？正直來說，以醫學上容易了解地說明時，雖非我十分在行的事。但至少卻的確是以下幾點。

在骨盤內，自下行大動脈、下大靜脈起，各種重要的血管在運行，甚至沿著這些血管遍佈著神經。

如果骨盤的形狀太過於開啟或太過於封閉，便會因血管和神經兩方面的壓迫而引起不良的影響。

結果，血流的流暢變惡劣，全身的細胞組織無法充分地運行營養和氧氣，導致於組織的活力喪失。

發冷、慵懶、容易疲倦之類的症狀表面化，反射神經也顯得遲鈍，肩膀酸痛，脖子也覺得痛起來了。荷爾蒙平衡失調，月經引起異常，精神狀態也失去平靜感。

能量的消耗量變少，皮下脂肪變得容易積存，於是便發生了誘發肥胖的事態。

再者，骨盤的歪斜會移至內臟的位置為止。

和骨盤連結的子宮，如果位置脫離，不只會引起生理不順，腰椎的分歧之影響而使胃腸的位置脫離，則會產生消化不艮和便秘，這也是容易形成肥胖的原因。

芭芭拉寺岡小姐，在二個月內成功地減輕十七公斤，在聽到此新聞時看到了她的經驗談，在其獨自實行減肥的同時，將子宮位置脫離回到正常，而我便出現在其敍述減肥成功的理由之場所。

以下便是其重要的演說：

所謂子宮不需多說，它是存在於骨盤的內部。因此，骨盤在如前述般自下行大動脈、下

＊骨盤內佈滿著重要的血管

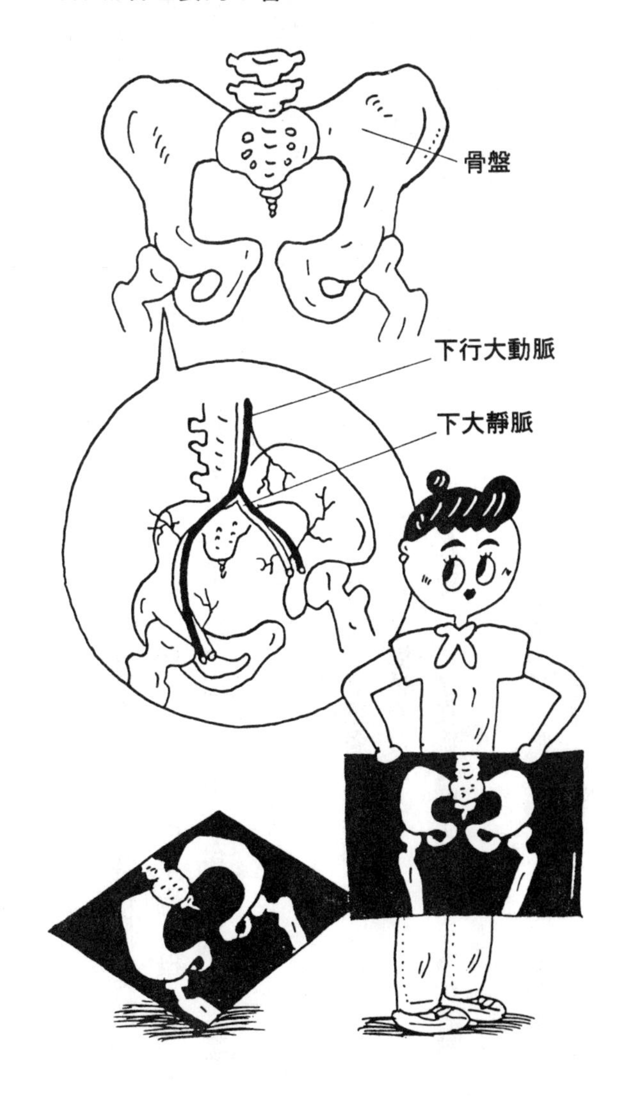

大靜脈開始運行著許許多多的血管。所以，如果引起骨盤形狀異常時，血路和內臟的運轉便會惡劣，而以營養作為能量的活化性效率也被破壞，而造成皮下容易積存脂肪，因此而發胖。

芭芭拉小姐的治癒子宮的移位，正確地將骨盤的移位恢復正常，或許是根據骨盤的開闔而將子宮位置正常化。詳細的情形在沒有和其主治醫師會談下是無法清楚了解，但是我膽敢推測應該沒有其他原因了。這樣一來，這也是前章所言「肥胖的原因乃在於骨盤」的見證。

▲單以走路的方式便可了解您的骨盤▼

演員這個行業也是相當快樂的工作，有幸能實際地去觀察各式各樣的人物。而且對人物的觀察，在許多機會中詳盡地體會人類的姿勢與動作是演員的習性。

因此，在工作場合當然如此，在電車中、在街上，或是在旅行的小酒店中，發揮著普通所缺乏的細微的觀察能力。

「啊！這是骨盤封閉的位置嗎？」「這是骨盤封閉的感覺嗎？」自己確認骨盤體操之後，再做人們的觀察，因而多了一個觀察別人的骨盤並加以推測的習性。

坐的方法、走路的方法，以及站立時的姿態等，以此便能淸楚的知道此人的骨盤是開啟的？還是封閉的？

因此，判斷是肥胖的人大概都是骨盤敞開的。也就是說「肥胖的原因乃在於骨盤」的原則下，依據經驗而能證實。

例如，穿著和服的女性，觀察其腳踝，邁步走時便可注意到她是以內八字走路的，事實上這是非常合理的走路方式。若要說明所有保持「柳腰」的走路方式，應該可以明瞭。腳尖朝向內側，以內八字行走，也就是封閉自己的骨盤，對於保持腳長且身材苗條的狀態有顯著的效果。

話鋒轉至男人的世界。被稱之為龍頭老大或是大幹部的人大都是胖子。

依據此理由，一方面起因於精神上的事情，在這奇怪的立場立足的人，可以淸濁同流，不為小事而心動。也就是說可以將嚴重的壓力解除。這麼一來，或許是人體的神秘吧！自然而然地將骨盤敞開，慢慢地變成肥胖的身體。

而且，對於擁有持有手鎗的倔強部屬五人、十人，經常守衛著自己；讓自己有強烈的安心感，這樣反倒會敞開骨盤，加速肥胖。

再說，其獨特的走路方式。

兩腳的前端朝向外側，以外八字走路的獨特方式，這正是開啟骨盤的原因，和肥胖有密切關係的走路方式。

這不只限於龍頭老大。相撲先生也有許多是這種走路方式；政治家和大企業的領導人物也經常可以得意於此種走路方式。

「為了想要有福氣且有威嚴，因此外八字走路」「由於肥胖，如果不以那種走路方式就很難走路」，這種世界上是先有雞還是先有蛋，對於人類將願望以身體的特徵透明化之點，有非常深奧的含義。

雖然是離題的話，但在電影和戲劇中出現的殺手，幾乎所有的情形都以外八字邁步，以肩切風往殺人的現場前去的場景較多。這或許有錯但卻是我的一貫理論。

沒有看見實物因此無法斷言，但是只要殺了人，不管是怎樣的人一定有壓力，我覺得大概都是傾斜著，且腳盤一定是朝內側。

如上所述，骨盤開啟著?或是關閉著的狀態，此人是肥胖的?或是可以保持優美的身段?大致上都已有決定。

＊單以走路的方法便可了解你肥胖的進行度

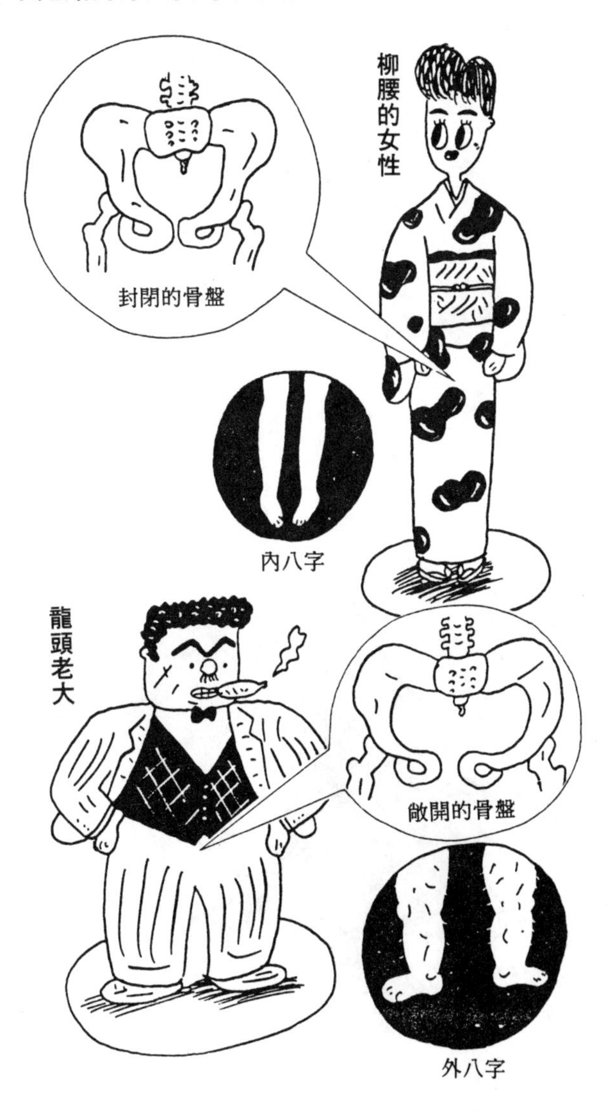

但是，骨盤太過於封閉的話，便會神經質，且動不動就發脾氣。生理不順的主要因素不也正是骨盤太過於封閉嗎？

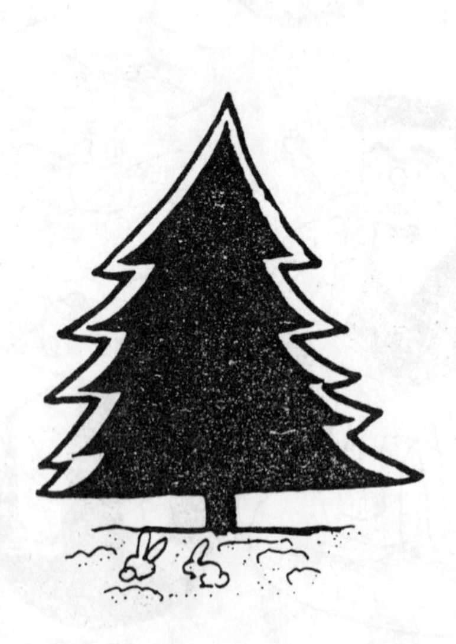

第二章　不管吃再多也不會胖

——西洋藥膳法的發現

●一天一杯茶粥改變自己

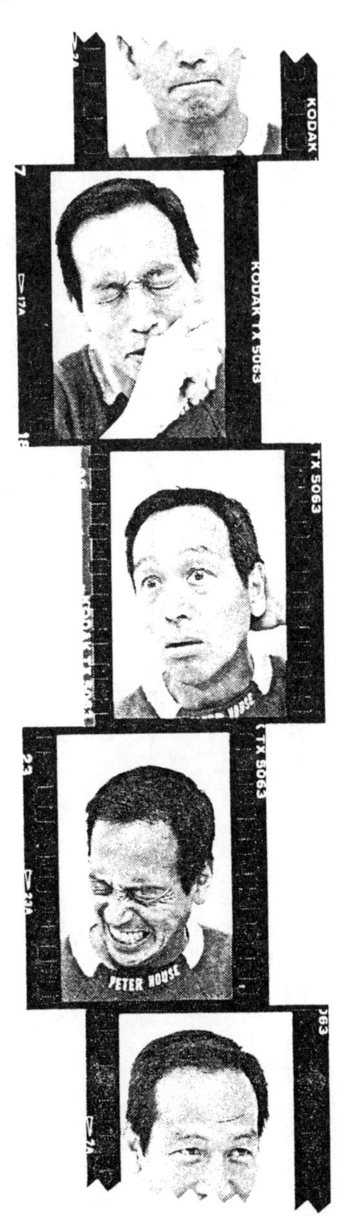

實踐①最初的一週內必定顯現效果

▲當場檢查！你是肥胖體質嗎？▼

在進入骨盤體操的實踐法之前，我想稍微做些重大的測試。

「不久的將來，你會比今天還胖嗎？」

「還是你的體重會下降？」

<測試A>

不作任何意識，以平常的感覺站立，再這麼地走四～五步而停止。

此時的你，兩腳的角度請檢查一下。

☆『標準的60度』左右

如果兩腳的角度大約60度的程度，將來你不但不會太胖也不會太瘦。生病、事故、飲食生活、精神狀態等要素除外，始終以骨盤來診斷的情況，你幾乎一定是可維持現在的體重。

＊檢查骨盤！你是肥胖的還是苗條的？

<測試A>

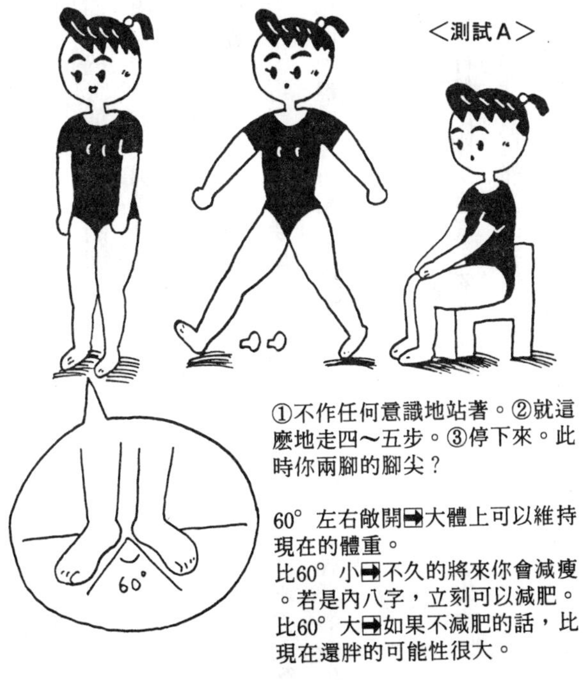

①不作任何意識地站著。②就這麼地走四～五步。③停下來。此時你兩腳的腳尖？

60° 左右敞開➡大體上可以維持現在的體重。
比60° 小➡不久的將來你會減瘦。若是內八字，立刻可以減肥。
比60° 大➡如果不減肥的話，比現在還胖的可能性很大。

<測試B>

以最舒服的姿勢坐下，你的雙膝？

兩膝緊閉➡稍加努力便可苗條，只要曾經瘦下來就不會再發胖。
兩膝敞開➡肥胖的危險信號！若不封閉骨盤，以後會發胖。

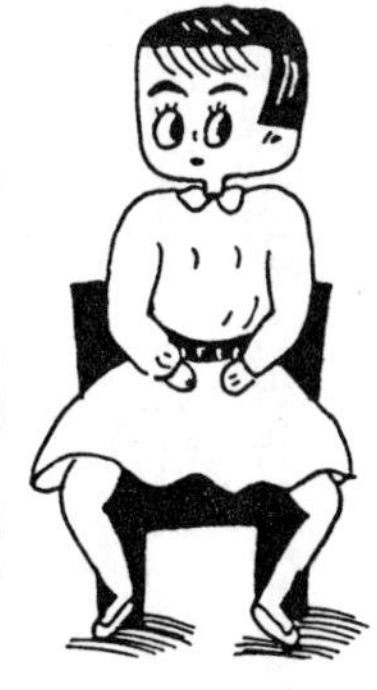

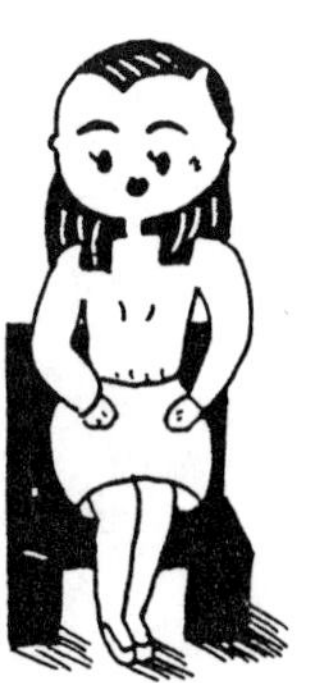

☆兩腳的角度比60度還小的情形。

由於往骨盤封閉的方向努力，不久的將來你一定會瘦下來。若是「平行」、「內八字」的話，瘦的人便是快速的前進。

事實上我的長男就是此型。他在中學時代便注意到自己稍微以內八字走路。判斷他「再這樣的話，便會瘦得像根排骨」。於是便矯正其走路的方式。但是，指導方式太過強制了。他反而產生了反彈，非但矯正不成，反而變得更瘦了。

少年、青年時代即使是瘦巴巴的也不用擔心，仔細去觀察的話，這種型都有過於深思熟慮的傾向。無法告訴自己「已經可以了！」容易變成漸漸鑽牛角尖的類型。這是長處也是短處，完全的表裡一致。

☆兩腳的角度比60度還大。

因為骨盤比標準還寬，不管作過多少的減肥，不久的將來，你肥胖的可能性很大。角度愈開其可能性的數值一定愈往上升。

在前面也曾寫過，大部分的政治家、龍頭老大、相撲選手、肥胖體的勇敢母親……若對其走路有印象的話便可理解。

此型的人說其好處便是有開闊胸襟的性格。

〈測試B〉

以最輕鬆的姿勢坐在椅子上。

☆兩膝緊閉坐著的人。

以骨盤的角度來判斷的話，你一定是沒有苦於肥胖的擔心吧！

☆坐著時兩膝張開的人。

這是肥胖的危險信號。兩膝張開便是趾尖朝向外側，也就是骨盤敞開。政治家似乎也是如此；企業的領導人物也是同樣的，在立場上想讓人看見自己的偉大，在心底的某處念著，接著便是此種坐姿。

「想讓人覺得偉大」↓「肚子稍微前傾，傲慢地向後靠的坐姿」如此的思考迴路而影響其姿勢。

從前，東映的豪俠電影全盛之際，高倉健先生和鶴田浩二先生，一手拿著短刀在電影界廣為流行的時代，觀察那些從電影院出來的觀衆的姿勢，都是以外八字大搖大擺的年輕男子居多，且不由得地苦笑竟與彼相同。

『杜鵑窩』之類所謂以精神醫院爲主題的電影，看完的觀衆反而垂頭喪氣，無精打采地自電影院的暗處走出。

如此這般人類的每一個動作都敏感地反應其精神狀態。

而且，盤著腳身體斜斜地坐著，大多是鬥爭心旺盛的人。也就是以戰鬥傾向而成的姿勢。

不管是右腳在上，或是左腳在上都不變其戰鬥傾向的原則，若是此時的精神狀態成防禦姿勢的話就會變瘦，但若是成攻擊姿勢，則會傾向肥胖。

或坐或站的每一個動作，如上述般，是與此人的心理狀態有密切的關連。

想讓人覺得尊大類型的人，不管如何都是小腹突出，敞開雙腿地坐著，立刻陷入此型的人，身材圓滾滾地，感覺骨盤要折斷了一般的坐著。這種「啊！對不起！」的姿勢將人體導向苗條的方向。但是，這並非正確的減肥方法；並非完美的減肥方法；也是誘發其它病因可能性極強的減肥方法。如此，骨盤便經常運動。

不只是當你迷惑於手上的紅色及黃色的短外套「那一件比較好呢？」時骨盤正在運動著，甚至當你斥罵孩子時，你的骨盤也正在運動。

為了要防止肥胖，最好經常將正確的走路方式及正確的坐姿放在心上，但是人類習慣並非一朝一夕便可矯正。

即使命令「改變走路的方式」，改變幾步以後，結果還是恢復原樣。「改變坐姿吧！」地命令自己，並試著以意識型態來改變，但為了不要積存巧妙的壓力請小心注意。

以下由於將介紹包含日常生活的所有狀況的「川津式骨盤體操」，並希望你考慮最適合自己的狀況，選擇一項來實行。

雖然在最初便已拒絕，但對於介紹的體操全部做完等的無計劃嚐試也請絕對停止。激烈快速的減肥，身體的狀況便會變得奇怪。

只以一種類型，而且一天一次是大原則。

▲減量三公斤只要三天就可以▼

雖說「減肥大餐」，但肥胖的原因再怎麼說並非僅是食物的因素，應該很明顯。不管是怎樣地暴飲暴食，或是多餐多吃，不會胖的人就是不會胖；反過來說，如何細心地計算卡路里，勉強自己減肥，完全無法提高效果的人也有這件事，誠如你所知般。

結論上也就是——

「肥胖或是纖瘦均取決於骨盤的角度。」

在前述整體協會的創始者——野口晴哉先生最初所倡導的學說為基礎，並在我本身反覆失敗後所編出來的方法。許多人士在以此原則為基礎下的骨盤體操成功地減肥，而我本身亦根據此體操一天三十秒，三天內減輕了三公斤。

試過各式各樣的減肥法，卻不見尋找得出的效果，因而陷入疑心疑鬼的世界，或許也有這種人，但若是以僅僅一天三十秒，只要三天的話，不管如何都會想試一次看看吧！

「減肥原本就這樣簡單嗎？」

相信你一定會有新鮮的驚奇體驗。

▲減肥30秒骨盤體操之八項程序▼

●一天減輕一公斤的『骨盤重點刺激Ⓐ』

①仰睡，腳打開與肩膀同寬，兩腳大拇趾尖靠攏，手放在頭下。

②一邊吸氣一邊將腳往上抬10㎝左右，然後再大大地吐氣，腳尖往前伸展的同時，腳後跟往對側蹬出。

③腳後跟往下壓，放鬆的同時將腳放下。

兩手放在腰間，用心及眼去看骨盤將封閉的樣子（記住自己骨盤將要封閉的樣子）。骨盤完全封閉，調整氣息，慢慢地俯睡，膝蓋彎曲成四角形。一口氣將手往前伸，肩膀下降，臀部翹出般的姿勢保持十五秒左右，再慢慢地站起來。這是防止腰痛而整理的體操。

此種體操的重點：

●腳往下放下之後，將手放在腰間，好好地記住骨盤封閉的樣子。忽略此事是沒有效果的。

潛意識中一旦放下便心想「封閉吧！」這麼一來，即使之後完全無意識，但不知怎地一整天骨盤都成封閉狀。好好地利用人類的偉大潛在力量。

●早晨醒來之後立刻實行最有效果。早上做此體操時，由於骨盤封閉，當天一天的用餐也可省去。只要少量的餐量便可得到滿足，自然而然地除去脂肪份很多的餐點。而且行動也變得積極有活力。

＊一天減輕一公斤〔骨盤重點刺激Ⓐ〕

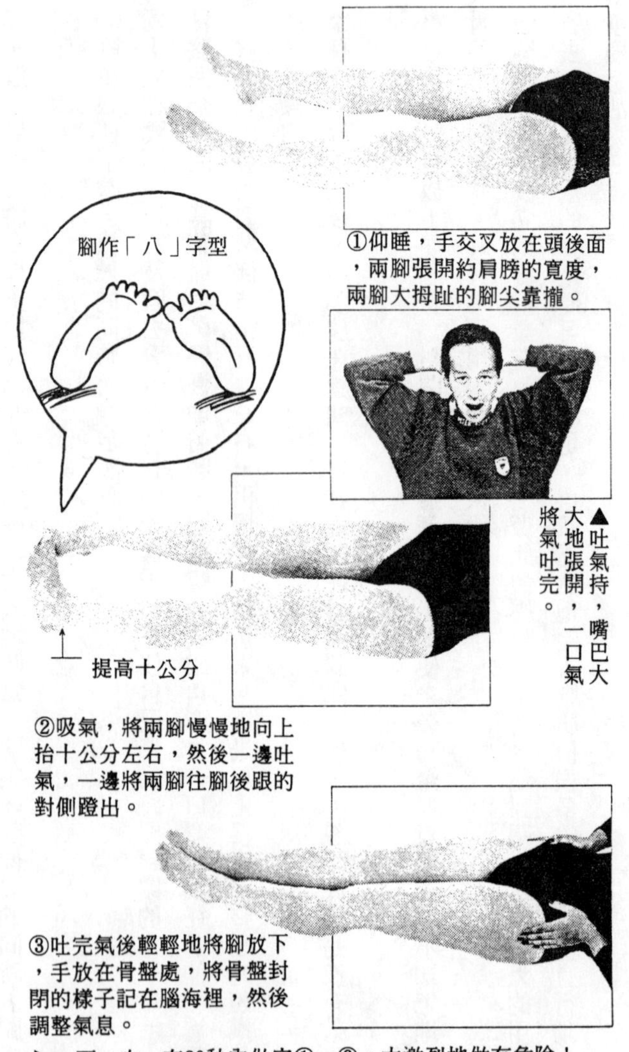

①仰睡，手交叉放在頭後面，兩腳張開約肩膀的寬度，兩腳大拇趾的腳尖靠攏。

▲吐氣持，嘴巴大大地張開，一口氣將氣吐完。

②吸氣，將兩腳慢慢地向上抬十公分左右，然後一邊吐氣，一邊將兩腳往腳後跟的對側蹬出。

③吐完氣後輕輕地將腳放下，手放在骨盤處，將骨盤封閉的樣子記在腦海裡，然後調整氣息。

▶一天一次，在30秒內做完①～③。太激烈地做有危險！

＊不減輕體重只提高力量〔骨盤重點刺激Ⓑ〕

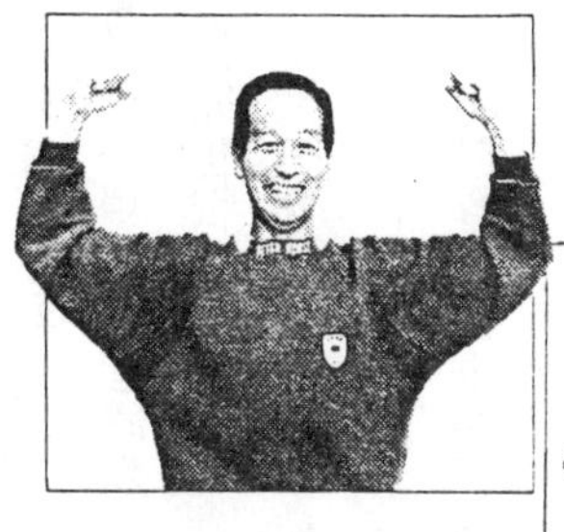

◀不想減輕體重的人、想發胖的人，以及想有集中力和判斷力的人請照做。

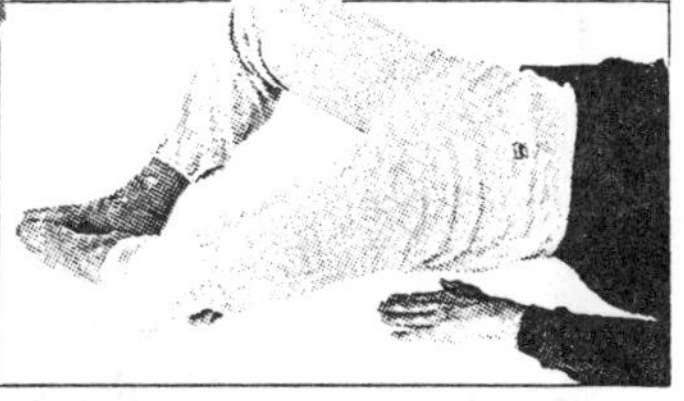

①仰睡，兩腳向內側靠攏，就這樣一邊吸氣一邊將膝蓋彎曲。

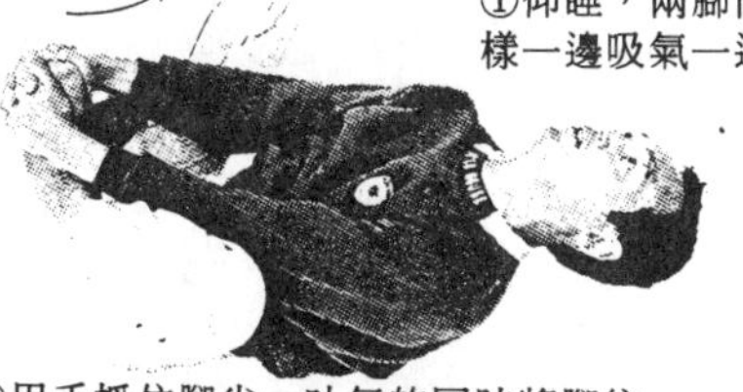

②用手抓住腳尖，吐氣的同時將腳往前拉。吐完氣後把手放開。

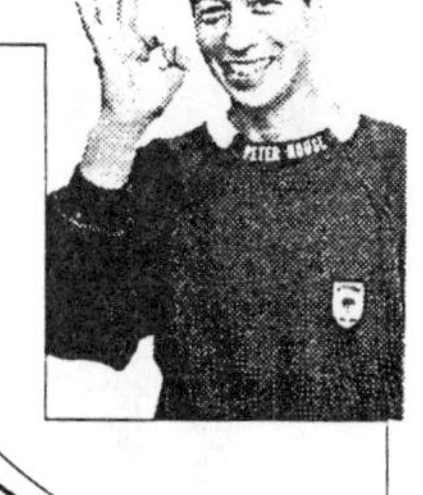

＊體操後的姿勢

做完骨盤體操之後，馬上站起來是很危險的，且會引起腰痛，請如圖所示般慢慢地上半身抬起來。

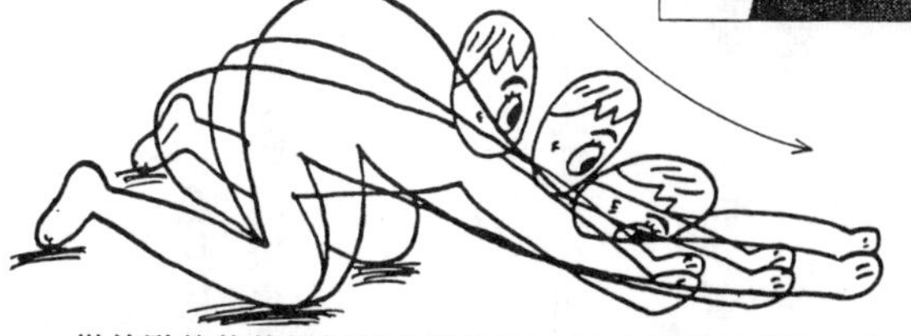

從俯臥的狀態慢慢地改變姿勢。彎曲膝蓋腰部往上舉。此時手往前推出成伸展背部肌肉的狀態。

請務必在早晨醒來時，打著呵欠、伸著懶腰，沒有思考下試試看。

●只有一項在此想請您注意的嘮叨，此骨盤體操一天之內不可超過一次以上。一天三十秒以內做完也很重要。

在一天一次且只要三十秒的體操中便可充分地減肥。三天內確實可減輕一公斤，速度快的人便可在三日內減輕三公斤。但做太多此骨盤體操，將是瘦過頭、腰痛、肌肉拉傷的原因，而且有時還會有嚴重的下痢和便秘的煩惱也說不定。

●不減輕體重只提高力量的『骨盤重點刺激Ⓑ』

接著，在讀者之中，或許有許多不想減肥、減輕體重的人也說不定。此種人也可以實行以「早上輕快地起床，提高一天的情緒」為目的的骨盤體操。

此種情形並非如九六頁的體操後的腳尖狀態，而是將兩腳往裡靠攏，並彎曲膝蓋。腳尖以兩手抓住，一邊吐氣一邊往前拉。吐完氣後再放開手，也就是同時進行骨盤封閉運動和開啟運動。這樣的話，非但不會使體重變動，更可將肉體活性化。

●雙人運動的『骨盤重點刺激Ⓒ』

①將仰睡的人的腳尖抓住，兩腳敞開如肩膀的寬度，並將左右大拇趾靠攏。躺著的人將手往下放。

就這麼地將兩腳抬高十公分左右，做操的人眼光往另一人的骨盤。

②腳部往內側扭曲。

③感覺對方的呼吸，當對方吐氣時，在放鬆之際用力拉，然後放下雙腳。

做完之後也要慢慢地俯臥，張開肩的幅度手向前伸展，腳彎曲成四角形。肩膀下垂，臀部翹出般地往背後伸展，保持此姿勢十五秒左右，然後慢慢地站起來。

●『走路的方式』也可漸漸地減肥

稍稍以外八字「肥胖促進型（參照八九頁）」的走路方式之人，若是稍微改成內八字的走路方式，也能夠封閉骨盤而減肥。但是，現實地說，要改變人類長時間親密的自我走路方式實非容易的事情，如果沒有相當的意志力，即使短時間有可能矯正，但普通都會再恢復到原本的走路方式。

＊雙人運動的〔骨盤重點刺激Ⓒ〕

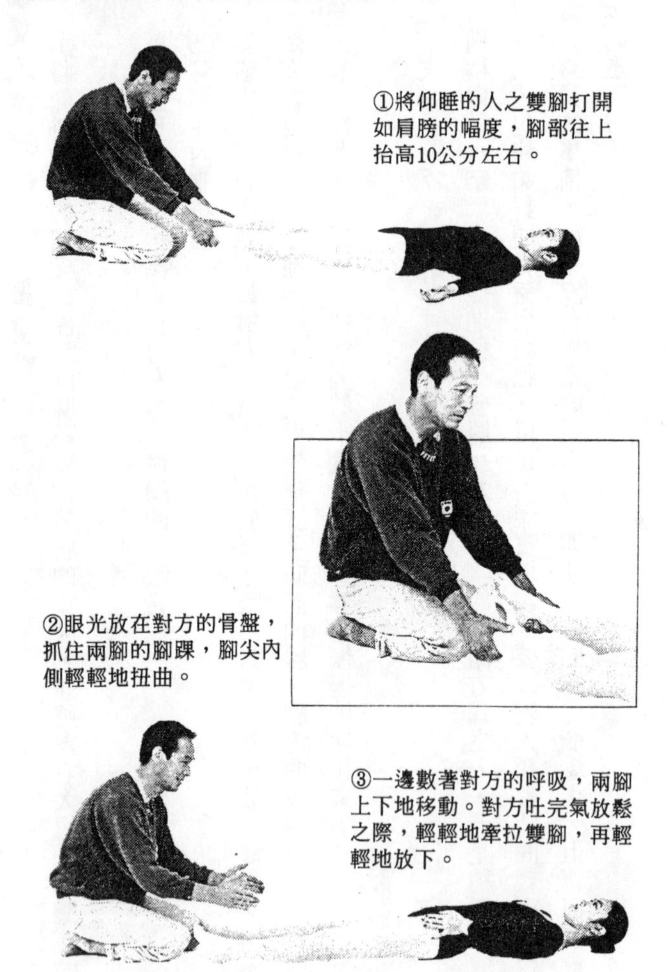

①將仰睡的人之雙腳打開如肩膀的幅度，腳部往上抬高10公分左右。

②眼光放在對方的骨盤，抓住兩腳的腳踝，腳尖內側輕輕地扭曲。

③一邊數著對方的呼吸，兩腳上下地移動。對方吐完氣放鬆之際，輕輕地牽拉雙腳，再輕輕地放下。

＊此時，想治癒便秘的人牽拉左腳；想停止下痢的人只要拉右腳便可調整排便。

——因此，請於早上走到車站時，試著用以下的方法。

「距離約五十公尺，在此距離內以比平常寬十公分的步幅行走。」

即使意識上想打開十公分，實際上只有五公分的程度，但只要小小的五公分地踏出步伐，腰部便可伸展。更加以大跨步的走，內心便會產生積極性。積極性一產生體內所積存的能量便可燃燒，結果便與減肥有所牽連。

並不特別在早上步向車站之時，其他時間也可以。

地下鐵換搭通道也行，去買東西時也可以，散步的途中也可以。

以「書上這麼寫著，就姑且一試吧！」的輕鬆心情來實行。

不管怎麼說，五十公尺左右地試著大幅度走路，應該可以有「啊！身體的感覺竟如此美好」的實際感受。若能感受這種心情的美好，下一週就走一〇〇公尺，再下一週二〇〇公尺……試著走五公里左右地大幅度行走，自己定可發現以大幅度走路的自己。

首先以走一〇〇公尺立下目標，而先以五十公尺開始，但是最初的五十公尺都走不了的人是會大受挫折的。只要去實踐就可明瞭，但最初的五步絕對心情不會爽快的。雖然應該是自己的身體沒錯，但在某處的部位正覺得奇妙的抵抗感，接著便想持續下去了。

這是最初的一面牆，超越此障礙後，身體漸漸地習慣以大跨步，走了五十公尺以後，便可覺得十分爽快的心情。

即使在身體狀況十分差的時候，膽敢試著以大步走五十公尺，身心的狀況便可改變方向，我想你一定注意到了吧！擺動雙手，伸展背筋，大步走。

●「上下樓梯」也能漸漸地減肥

上樓梯的時候儘可能地重心放在足面的內側（大拇趾跟）。這樣骨盤必然會封閉。以我為例，上梯時二階二階走，用來作為檢查自己健康的氣壓計。

身體變輕的時候，也就是身體狀況良好，於是便格外容易地每二階地往上爬。即使雙手拿著東西，也不覺得每二階爬很困難。

假以時日，每一階若不是以慢慢的步伐似乎就爬不上去般。甚至在舞蹈的場所覺得一旦不休息，身體就沈甸甸般。這正是身體狀況惡劣的證據。

此時，不管是誰接著便會心情沮喪，嚴重地覺得「啊！好疲倦。不要做這個了！」因而將心情導向負面的方向。

*〔走路的方式〕也能漸漸地減肥

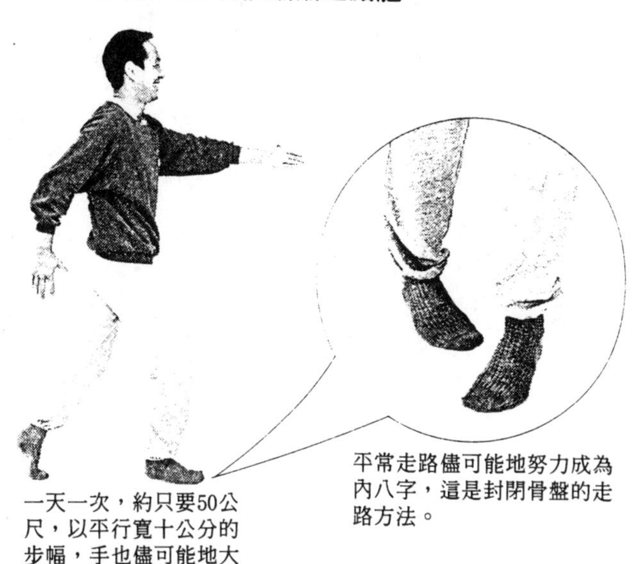

一天一次，約只要50公尺，以平行寬十公分的步幅，手也儘可能地大幅度擺動地走路。

平常走路儘可能地努力成為內八字，這是封閉骨盤的走路方法。

*〔上下樓梯〕也能漸漸地減肥

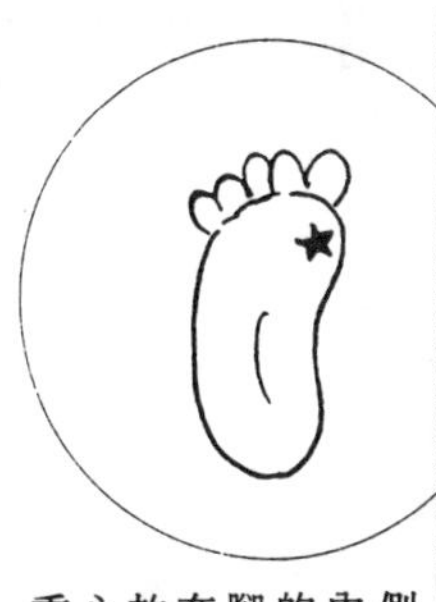

重心放在腳的內側（兩腳的大拇趾）

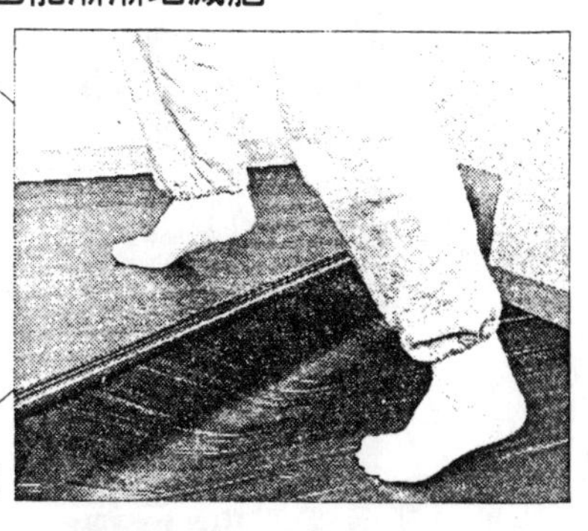

上樓梯時，剩下的後腳是重點，腳後跟不著地的方式，後腳的內側張到不能張開為止。

若是我，就不會覺得「啊！好累哦！不要做了」，反而在爬車站的樓梯時，「好累呀！這樣就可以在電車內好好地睡一覺，即使抓住吊環也睡得著。」將心情轉換成此方向。

想著「睡得著！」「睡得著！」而任性地二階二階爬樓梯，當然，這並不快樂，甚至可以說是痛苦的，但是在某一瞬間卻會被快感所侵襲。

所謂被此快感所侵襲，即使在醫學上來看，也是有根據的。稱之為βendorfin的荷爾蒙在體內分泌，由於此作用而帶來快感。

事實上，即使是慢跑也可有相同的體驗。不管是誰，若跑十分鐘或十五分的慢跑，也會被「對已經活動身體之事感到厭煩」之狀況所侵襲。到達肉體的、精神的最底層之想得到的狀況。在這樣的時機，不知為何突然地在黑暗中射進一條光線，元氣也旺盛地湧出，變成「往前走吧！」向前進的心情。

稱之為慢跑愛好者的人們，事實上也可說是為了想品嘗這一瞬間的快感而持續地跑，這完全是βendorfin的作用。

「βendorfin」在我的腦海中對此效果有印象的事不勝枚舉。

在超級緊湊的行程中拍戲，全身精疲力竭，再也動不了了。但是還有跑步的鏡頭要拍攝。那時「再走三步、四步的話，βendorfin必定會分泌，這樣精神應該會好起來」地自我暗示。

就這樣地心情變好了，反而在體內的能量突然蜂湧而出，但也有仍然提不起精神的時候。於是此時便自我暗示——「還不是很疲倦，一定還有多餘的精力殘存」。

若是介紹我這樣的經驗談，或許有人會覺得——「川津真有充沛的精神，真是肉體的主人」。但是我是極普通的男人，討厭辛勞的事懶惰者罷了。儘可能的求既輕鬆又有速效性。只是多少可以持續，稍微對內心的操作法有所心得而已。不管是誰也都有實行的可能，不管是誰也都能利用這潛在神秘的人體能量資源。

實際上，心裡所想的事全顯現在身體上，且以肉體來實行，就這麼地反應在心裡，而能互相反應的便是人類。因此，全數自臉上湧出就是形成此人的表情。而我只是把這種內心的反應，完全地納入自己的能源內而已。

●「坐姿」也能漸漸地減肥

首先，深深地坐在椅子上。這也要將膝蓋好好靠攏地坐著，若能隨時注意這習慣，不知不覺間，你的骨盤封閉就可以減肥了。

特別是到中年時，所謂「將膝蓋靠攏地坐」，是會非常痛苦的。這除了骨盤開啟，身體已開始準備肥胖之外別無他因。

為了減肥的坐姿，再稍微正確地說明一下：

①伸長背脊深深地坐著。重點在膝蓋、腳踝、大拇趾跟此三點。

②手放在腰際，慢慢地將上半身前後搖晃，骨盤便會尋找最好的封閉位置。所謂「緊緊地封閉」的位置，就是感覺骨盤內突然的刺激的姿勢。試著二～三次慢慢地搖晃，任何人都應該可以發現。

③發現「緊緊地封閉」的位置後，這麼地靜止數秒鐘。在混雜的電車椅子上，由於較難做，儘可能地在最初坐下的場所將緊緊封閉的感覺穩重地在體內主導。

習慣以後，不管何時、何處，只要有坐的場所就可實行。

●「站姿」也能漸漸地減肥

抓著電車的吊環時，兩腳稍有內八字的感覺，以雙腳大拇趾的趾尖站立的心情，將腳後

＊〔坐姿〕也能漸漸地減肥

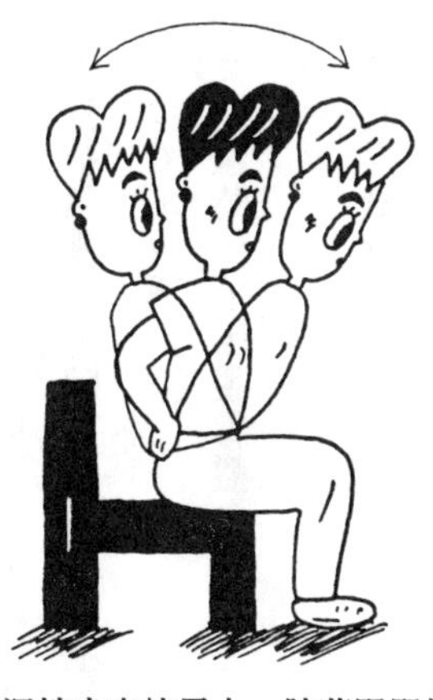

深深地坐在椅子上，膝蓋緊緊地靠攏。拉展背部筋骨，手放在腰際，一邊慢慢地前後搖晃上半身，一面搜索骨盤突然感覺壓迫的位置。在那裡就是骨盤緊閉的位置，就這樣地姿勢靜止數秒鐘。

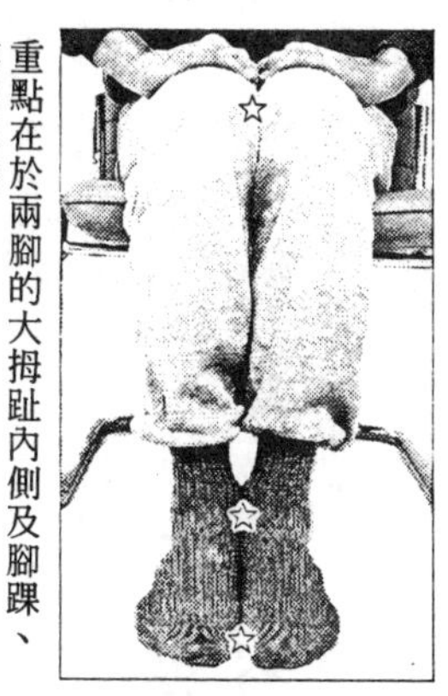

重點在於兩腳的大拇趾內側及腳踝、膝蓋三點。

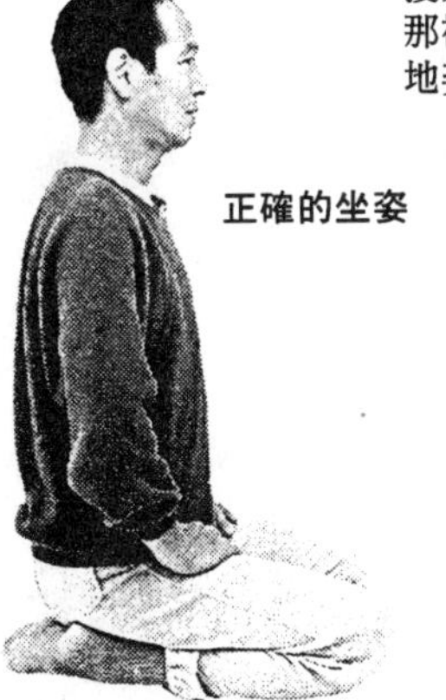

正確的坐姿

以五隻腰椎骨像立在床上般地心情伸展背部的筋骨，收下巴。

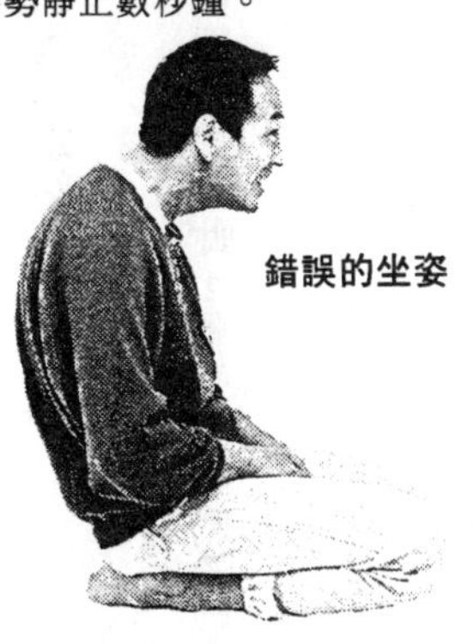

錯誤的坐姿

正坐零亂時，腳向外側伸出，臀部像坐在床上般，骨盤開啟而成為肥胖的原因。

跟稍稍往上抬地站著。只要如此骨盤就會封閉。

此時，「骨盤封閉著」的感覺在身體全身緊緊地感覺到，會更加有效果。

甚至在自己心裡耳語「骨盤已封閉，就可減肥」，潛在意識便能給予肉體好影響。

若是只以「減肥」為目的，以以上的方法約三十秒左右抓緊吊環的話就足夠了。作為應用編便有「湧出積極的情緒，防止老化」的因素。

就是將「內八字，以大拇趾站立」、「外八字，以大拇趾站立」，數秒之間相互交換的循環方法，也就是以抓著吊環的姿態：

①兩腳稍微內八，以兩腳大拇趾的指尖站立般的心情，將腳後跟稍微往上抬地站著。

②兩腳稍微外八，腳後跟稍微往上抬，以兩腳的大拇趾站立。

①、②交互循環。

交互循環時，不用說骨盤會開開闔闔，持續開閉運動。因此，骨盤本身的柔軟性也連帶地俱有了。

從你的周遭瞭望過去，我想一定有想到「啊！是這樣嗎？」的事，人類隨著年歲的增長，當被迫判斷是A或B時，其判斷力便會減弱。

＊〔站姿〕也能漸漸地減肥

抓住電車的吊環時，兩腳稍微內八，感覺以大拇趾的腳趾跟站立般，將腳後跟稍微上揚。此時自己耳語——「骨盤已封閉，就可減肥。」且效果會更加提高。

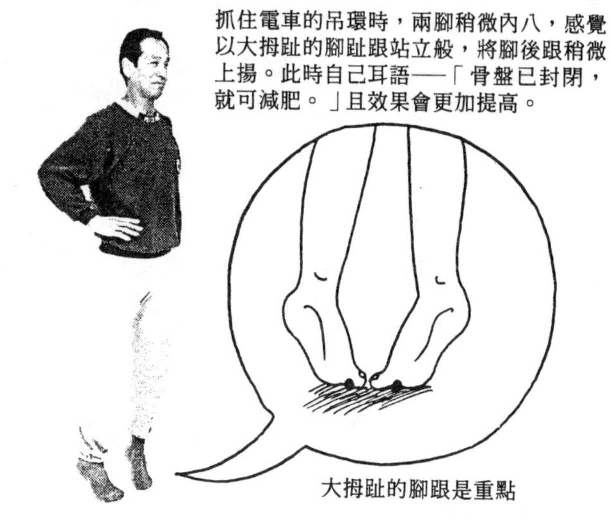

大拇趾的腳跟是重點

＊〔洗澡〕也能漸漸地減肥

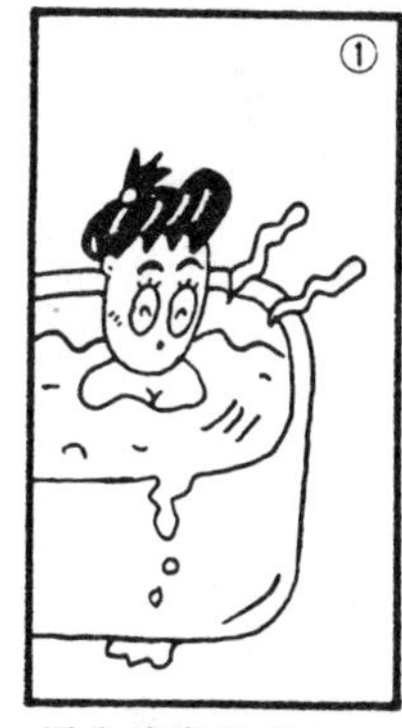

浸入適當溫度（38℃～40℃）的澡盆，全身洗淨之後，再次進入洗澡盆。

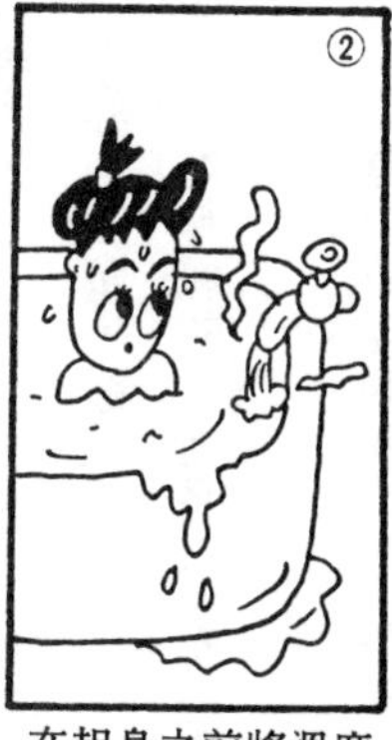

在起身之前將溫度提高2℃，給水式的浴糟就加入熱水。

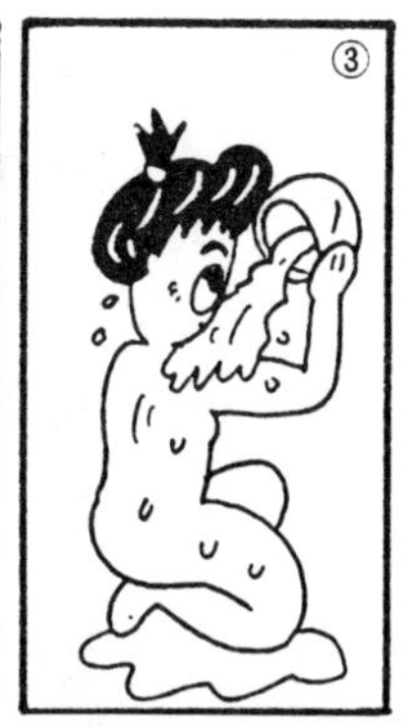

持續浸泡到無法忍耐為止，然後再從浴槽滔出水淋身。

▶起初尚未習慣之際，儘可能地自腳部往上半身浸入水裡。

「伯母，清茶和紅茶，要泡那一種好呢？」

「是呀！清茶也很好，紅茶也想喝，是要那一種呢？」

「怎麼辦？」

當人們迷惑於A或B時，在無意識之中骨盤就會運動。

此種活動愈早愈能作下決斷，而其證據正在於對骨盤尚柔軟的年輕人而言，若是問要清茶或紅茶時，通常可以立刻回答是「清茶」還是「紅茶」。

決斷的快速通常也是反映「不會思前顧後」、「魯莽」等事，這也是事實……。

骨盤強固，判斷力就遲鈍，為了要生活下去很少會有增無減的。若是以下判斷為工作的人而言，將是一大缺點，是成為查定扣分的主要原因。

真希望身心都很年輕，如此，經常維持骨盤的柔軟度是很重要的。

特別是三十歲後半起自四十前段的人，即使尚精力充沛，但由於通常都已開始骨盤固定化，能夠抓住吊環時，最好請將骨盤體操放在心上。

●「洗澡」也能漸漸減肥

洗適當溫度（38度～40度）的澡。洗淨身體後再一次進入澡盆。起身之前將洗澡水的溫度上升二度，稍加忍耐。自澡盆起身後，再以水淋浴全身。

在可以追加溫度型的浴槽內，計量正確的溫度；用能流入水的浴槽，讓熱水滾滾流入。最好不要拘泥於正確的溫度上。

身體一旦熱呼呼地，身心也跟著牽引起來。這雖未與直接減肥有密切關係，在此請仔細考慮以下的三段論。

也就是「身心緊張」→「身體變得想動」→「由於活動，便可消耗能量達到減肥」。

這件事在幫助孩子洗澡時最為清楚。

原本小孩子就喜好36度～38度，比大人較溫暖的洗澡水，但請以38～40度，也就是大人喜好的洗澡水溫度洗澡。

這麼一來，在澡堂洗淨身體的時候，當然即使在入浴後也會非常地活潑。蹦蹦跳跳地飛奔而去，我想應該連一下子也不想停下來。

和大人同樣，覺得洗澡水溫度酷熱，身體便緊縮，若是以冷水淋浴就更刺激地緊縮了。例如，想上二樓拿書，上下樓的步伐，一定會注意到和平常不一樣，似乎彈跳般變得輕飄飄。

當然能量消耗，身體也朝向減肥的方向。

一旦實行此入浴法，只睡短時間也可爬起來。到目前為止非得睡八個小時的人，只要睡六個小時就覺得足夠了，那就是沈睡的原因。

三溫暖的效果到底如何呢？我絕對不會想在世間所謂的三溫暖中消除贅肉。當然不只是因為我不是很胖。

為什麽呢？進入三溫暖，充分的汗水流出，進入澡堂時身體會緊張。若是到此為止就很好，因爲之後內臟會活性化，分泌大量的液體。而且腹部空空，喉嚨也變得沙沙的。吃一點東西胃就刺激一下，就控制不了了。於是便如同謊話般地漸漸大吃特吃起來。

由於營養分的吸取更良好，促進肥胖的糖分和脂肪就慢慢地吸入體內。

特別在三溫暖的休息室有啤酒的味道。而且出了三溫暖之後，在燒烤屋內一定吃得比平常還多。在那時如果沒有嚴加禁制食入大量的食物，食物幾乎完全都被吸收，便成為比進入三溫暖之前確實還要胖。

二樓是燒烤屋，三樓是三溫暖的建築物到處可見，對於正想減肥的人而言，那並非很好的組合。但是在使身體活性化這方面也確實有很大的效果。

實踐② 吃喝中排出體內老廢物的方法

▲用斷食減肥只有危險▼

自今十三～十四年前，正是我試過所有的健康法時期。但自從動作劇的大事故以後，由於一直有不斷地覺得身體不安的狀況，一面有無論如何都要找到最適合自己的健康法之必死決心，一面以再也沒有什麼比經由健康法，試著探索人類自然治愈力的偉大之命題來自我要求，這也是事實。

在這樣的時機下遇著的便是「斷食」。這並不是要介紹我曾嘗試過的不完全斷食，而是所謂真正的斷食。

遵照說明書，首先——

①三日內只以水維生。

②下一個三天，早上和晚上請喝米湯。

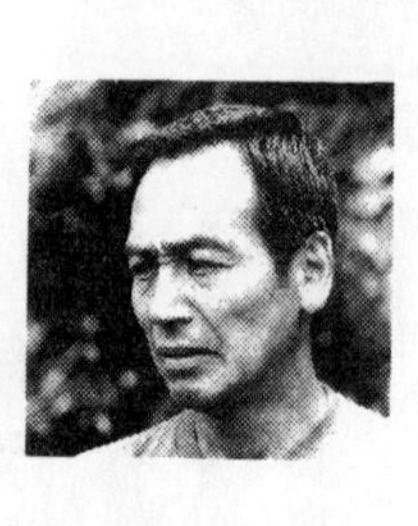
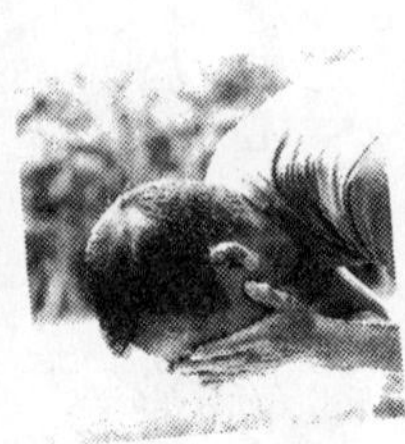
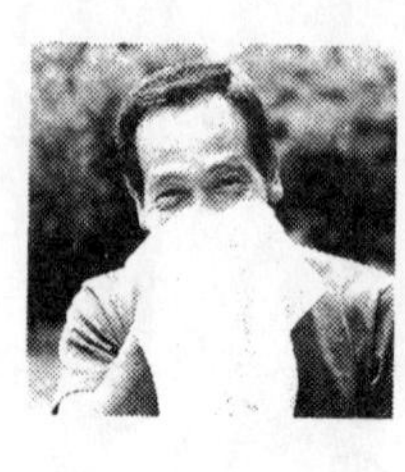

③接下來一週內，一天只吃一餐的稀飯。進行如此的行程。

當時的感想來說，首先，在最初的三天，清楚知道只以水過日子並非困難，只要有心誰都能做得到。

下一個三天，早晚進食米湯過活，這也不是十分困難。再說，當時食用的美味真是不可言喻地美味，嚐盡了到目前為止都不曾有過的美味。而且身體也變輕了。肚子底處似乎感覺到活力湧出。

但是，接下來只以稀飯的一週就不行了，毫不誇張的，簡直就是飢餓地獄。

幾乎到了想拿取孩子才有的糖球來吃的程度，精神恍惚地在街上漫步，卻奇怪地神經敏銳，數百公尺前，肉眼看不見的餐館都可清楚知道。

大概是嗅覺異常地敏感吧！

在這樣的時機，體重也像氣球般地減輕，能夠看見「那個轉角有一間拉麵店」的話，自己也懷疑自己的神經了。

每次進行這種狀態下的斷食時，體驗了似乎要發狂般的經驗。

而且最後的一週內，只吃稀飯的期間特別危險。

若是抵不過誘惑急速地吃下拉麵或豬排飯之類，或許連命都會喪失。

我是一面工作一面實行的，即使是關在道場內實踐斷食的人之中，中途因受不了空腹，而在自由時間內徘徊在街上，由於吃了帶餡麵包而暴斃在街上的事例，似乎有好幾個。體驗過飢餓地獄的我而言，了解了極端痛苦的心情。

經過了這樣的體驗，我所得到關於「斷食」的結論是，意志薄弱的人粗心地實行，便有選擇死亡的危險性。

更何況是在有許多食物誘惑的家庭中實行……只要一想到就覺得身心震憾。

雖然在前章已介紹過倫敦的首席模特兒希瓦特小姐的死亡等，正是典型的例子。

不管如何，最近經常聽聞歐洲以斷食為主的減肥方法十分流行。

希瓦特小姐是服務走在時代尖端的職業，對於東方風格的流行十分敏感。為了「想變得更美一些」，而草草地實行三日只以咖啡過活的斷食。

此事本身，由於我的體驗，因此並不覺得有多難。即使是你自己，只要有心也能立刻達到。

但是斷食後的復食期卻十分困難。如果沒有慢慢地進行使身體適應，就會和死亡事故牽扯上關係。

因為對於這樣嚴重的事，只是敷衍了事地考慮的人很多，因此由於斷食而產生的死亡事故經常發生。

而且斷食過後，滿腹的中樞變得異常，即使是吃入極少數的食物，便會因此刺激而產生異常的食慾。是過份的進食，即使想停止也停止不了，產生了無可控制的狀況。

希瓦特小姐似乎就是如此。

三天的斷食之後——

「生肝六八〇公克、腎臟九〇〇公克、黑布丁二個、碗豆九〇〇公克、生花椰菜二個、蘑菇四五〇公克、起司、自製麵包、蘋果、桃子、梨子。」

這是希瓦特小姐在死前一次吃完的食量。

吃進了常理所想像不出的量，接著便逝世了。

這樣危險的斷食你絕對無法接受，我也不想再嚐試第二次。

難道沒有不需品嘗飢餓地獄，而且確實安全，又可以輕輕鬆的斷食嗎？探求過的結果產生了我的半斷食法，取名為不完全斷食法。

▲請試一試一週的食譜▼

在實行不完全斷食之前，想先建議各位。

首先，三日內胡亂地隨心所欲吃東西。先介紹我的經驗：

Ⓐ第一天　出席法國料理的餐會（東京都內）。

第二天　出席食用牛排的餐會（東京都內）。

第三天　滿眼盡是野豬肉（三重縣•吉野）。

當然其間也充足地食用早餐及午餐。

Ⓑ早上在旅館的餐廳吃，選用美式早餐，充分地吃著培根和蛋。

午餐：豬排。

晚上：魚和烤肉，甜點是充滿奶油的蛋糕……

——等等，這樣暴飲暴食的飲食生活連續三天。

拒絕這樣亂七八糟的飲食生活的人很平常，除了胃相當結實的人之外都會下痢。因此會感覺到「再也不想吃任何東西」。從此開始不完全斷食。

也就是說亂吃的三日內就是你的祭典，最後的一晚。這麼之後就陷入斷念的飲食世界。因此，進入不完全斷食。

●第一天

什麼都不吃只補給水份，儘可能地喝稀釋的日本茶，大口大口地喝，喉嚨乾便覺得有空腹感，胡亂吃之後的心情應該會很好。

●第二天

早上和晚上決定只吃稀飯半餐。這最好在稀飯之內加茶。

和食用普通餐點的家人一起坐在餐桌旁，稀飯內加入茶而吃喝上面的湯汁，只喝茶上面的湯汁……如此反覆著，半餐的稀飯花費三十分～一小時來食用，正確地喝。

●第三天、第四天

早上、晚上喝二杯的稀飯，以同樣要領食用。

●第五天

＊吃吃喝喝也能減肥的食譜

前一天	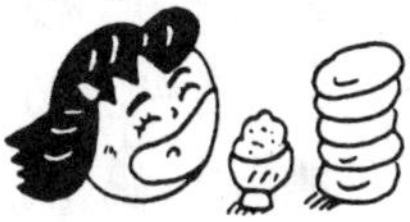	毫不加思索地吃到再也吃不下了為止。
第一天	開 始	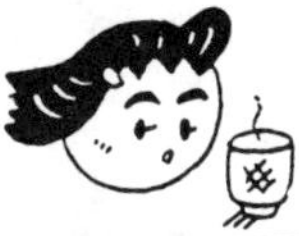 什麼都不吃，茶大口大口地喝，只補充水而已。
第二天	初 級	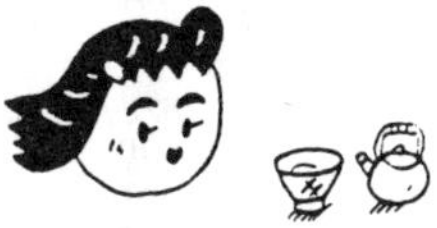 早上，稀飯半餐。 晚上，稀飯半餐　在稀飯內加入茶也可以。
第三天	中 級	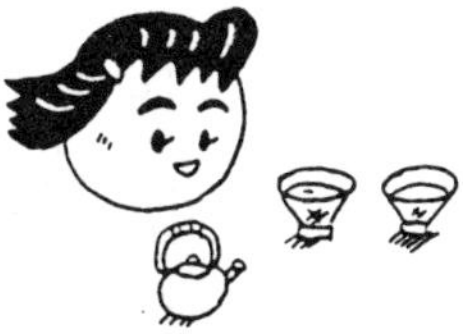 早上，稀飯二杯。 晚上，稀飯二杯。 稀飯內和第二天同樣地加入茶。
第四天		
第五天	上 級	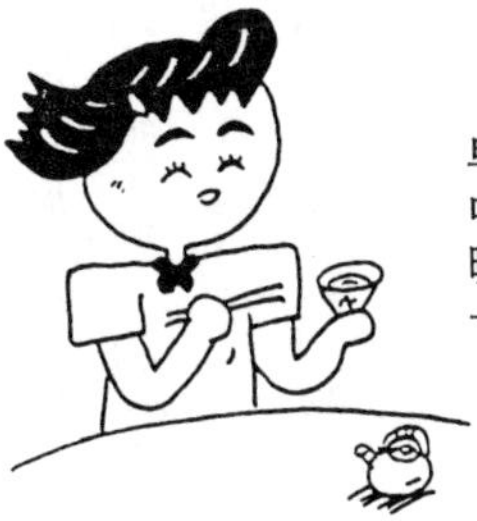 早上，稀飯二杯。 中午，稀飯二杯。 晚上，稀飯二杯。 一面加入茶一面食用。
第六天		
第七天	上 級	

早上、中午、晚上喝完二杯的稀飯就ＯＫ。

初學者首先實踐開始的第二天為止，習慣了之後再到第三天。下一週便是五天的期間。最終的目標是在一週的期間。

從第五天到一個禮拜的不完全斷食能夠做到時，確實可以減輕三～五公斤。

不完全斷食的注意點有二項。一個是斷食中絕對不可以想會受不了肚子空空的，因而摻加一口的牛奶且不斷地咀嚼。經常咀嚼，只能喝進去含在嘴裡量的一半，剩下的一半再好好地咀嚼後才喝乾（只有二次也可以）。

在此狀態下，至少三十分鐘之內靜靜地等待。那怕三十分鐘內滿腹中樞被刺激，因為飢餓感而逃避。

當肚子空空地受不了時再咀嚼一口的牛乳，同樣地儘可能地咀嚼，咀嚼到再也沒有牛乳的味道了之後再喝進去。

只有茶和稀飯，再怎樣也不夠的人，吃梅干之類的東西也可以。但是一天只能一個，且好好地分成幾份再吃。

注意的第二點是，不完全斷食中必須要節制酒精。

此時期若是喝了酒類，由於會全部吸收，很容易醉且醉得很嚴重。和斷食不一樣，由於是不完全斷食，雖然一點點的酒並不會失去生命，但是也不能只喝酒，不覺中就有可能伸手去拿魚來吃了。

這樣，不完全斷食便以失敗收場。

失敗一次的話，便「啊！我不行啦！」地完全拒絕，有可能會比以前吃得更多。

不完全斷食的酒，請清楚地記在腦海中——「發揮比平常三倍以上的效果」。

▲只是吃卻輕鬆地減輕四公斤▼

不完全斷食的效果之一是會產生宿便的現象。

何謂宿便——簡單地說，宿便就是經過長時間在腸內積存的老廢物。人類腸子的長度全長十公尺（總共大約有網球場的寬度），內側成細小的皺褶，細毛如絲絨般地密生。在其細毛的周圍積存著食物的渣滓。其中甚至混合著十年、二十年的古老殘渣。

宿便，雖稍有差別，任何人的腸內都有，即使是每天規律地排便也會積存。宿便的量自二百cc到二公升，嚴重的人四公斤，在肚子裡積存了二百cc牛乳瓶十瓶的宿便。

許多的老廢物在體內積存了好幾年，幾十年後仍然存在，這就是身體不好的原因。肌肉酸痛和青春痘、膀胱炎、失眠、疲勞、肩膀酸痛、腰痛、腎臟病、便秘、過敏、絞腸症、腸閉塞……據說這些病和身體不適的原因大多是由於宿便。

事實上，宿便和肥胖有非常密切的關係，積存宿便的話，當然腸的蠕動便會惡劣，也會對新陳代謝產生影響，體內不必要的水份和老廢物在體內積存，於是就會形成肥胖。

在此，不管作了多少的骨盤體操，也不會有如想像般的效果。

想要完全地清除宿便，最好的方法就是斷食！即使是不完全地斷食也會驚人地消除宿便。

普通人大約自第三天開始。

就算完全沒有吃纖維質的蔬菜，反倒可以吃驚地排出相當的糞便，彷彿是魔術一般。似乎是魔術師不知從何處取出手帕般，只以少許的茶和稀飯，便漸漸地排便。

這就有無比的快感，對我而言，是不完全斷食的大快樂其中之一。

其醫學上的原因雖然不甚清楚，但是我一旦實行不完全斷食，除了腸子以外都沒有感覺到什麼，只是做著將宿便往排出方向運作吧！

宿便一排出，自己的肚子便有扁掉的實感。所謂人體真是不可思議的存在。

＊輕輕鬆鬆減輕四公斤的宿便效果

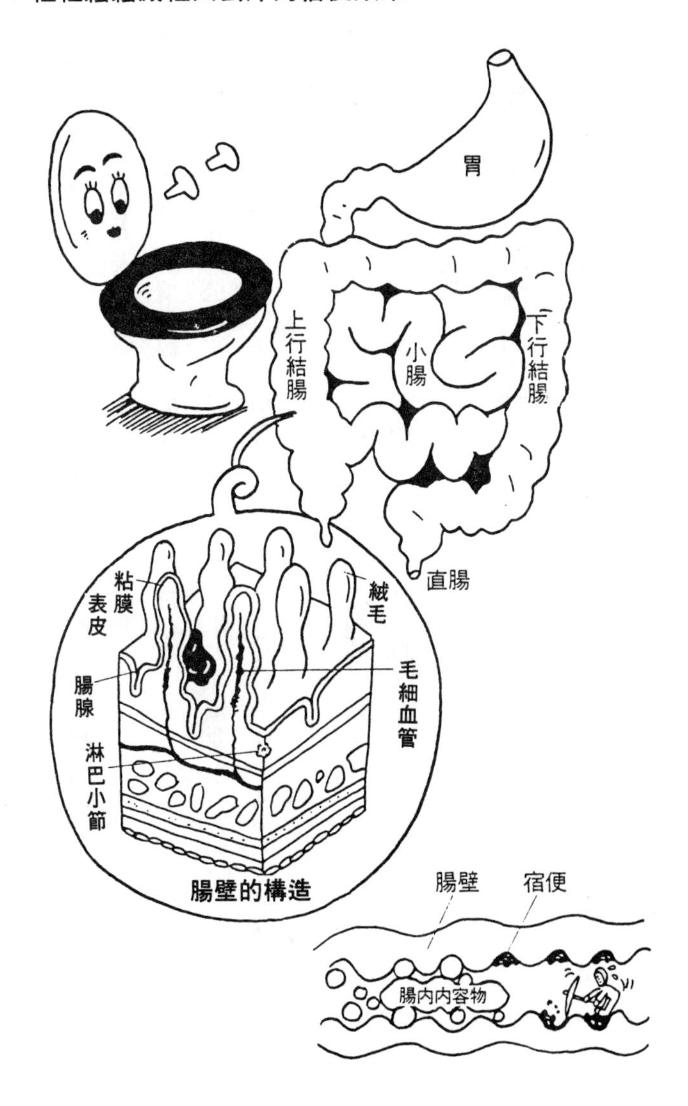

另一個特徵在於情緒為何會輕鬆。

不完全斷食實行中，身體變得輕飄，彷彿要被人推開般，心情也變得輕鬆了。

即使是在晴朗的春天穿著新鞋的心情也不足以形容。

如此，身體也輕，心情也輕，彷彿要彈起來般的心情。

例如，坐電車，離二公尺左右之處，站著一位老年人，想要叫出聲卻叫不出來，嫌麻煩地先站起來，實在無法佔著位子是稀鬆平常的事。在進行不完全斷食時，就可以爽快地叫出「這裡請坐」。

大概內心也變得積極，能夠輕易地判斷與他人交談的心理狀態。

雖可說是不完全，但對於斷食卻不變。平常認為空腹站著……或許會這麼認為，但意外地並非如此，真是不可思議。

▲控制胃的不可思議之效果▼

實行不完全斷食之後的結果，明顯地體重減輕三公斤、五公斤，但是要如何地維持體重，或是該如何進一步地減肥是一大問題。

特地在下了不完全斷食的一天決心的最後，減輕的體重又恢復回來，不完全斷食就成了毫無意義的減肥了。於是「啊！又胖了」的壓力積存，相反地恐怖有漸漸肥胖之虞。

在此介紹不完全斷食後，做怎樣的用餐方法，可以快樂地減輕體重。

以下方法即使對於「節食之類完全無效，但是仍能想瘦下來……」的人，在完全不知情的情況內，慢慢地變成少量食用，因而對於不完全斷食也能快樂的實行，所以是務必要試一試的飲食方法。

在你的腦中有「滿腹中樞」和「攝食中樞」，食慾是經由這兩方的神經作用所控制。也就是說，刺激攝食中樞，便成「想再多吃一點飯」；刺激滿腹中樞，便會覺得已經撐死了，再也吃不下任何東西了。

結束斷食之後，食物一進入胃中，神經就被刺激，於是產生異常的食慾。仰賴此食慾而攝取了超大容量的糧食，因而選擇死亡的事故，除了是此攝食中樞受到異常的刺激之外，別無他因。

為了要使不完全斷食後體重更加減輕，或是企圖節食，「如何巧妙地刺激滿腹中樞，以些許的攝取量就可覺得飽食感？」之事成為主題。

關於節食，人們各自試過各式各樣的專業技術。

手邊由於正有彼德竹士先生的例子可介紹——那是所謂「六等分飽腹減肥法」的方法。

將平常食用同等量的料理分成六等分，其六等分有極大的重點。

首先吃六等分中的一份，也就是吃全部的六分之一。

將其好好地咀嚼。

好好地咀嚼吃完六分之一後，停置大約十分鐘來休息。

其間一邊看著食譜一邊記重點，將「吃東西」這件事完全習慣。

接下來再吃下一個六分之一，還是有十分鐘休息。於是吃六分之一，休息十分鐘……

取用此方法，總計需花費一小時以上用餐，這麼一來，即使是一直覺得「稍微不太夠」的分量，卻充滿飽腹感。請絕對不可以吃點心之類。

持續六分之一的飲食法，漸漸地胃就變小，若能習慣，甚至會留下最後的四分之一。

由於沒有詳細的記錄，竹士先生持續此減肥法有多久並不知道，但至少他以此方法「減輕六公斤」卻是事實。

竹士先生方法的本質和我的「滿腹中樞刺激法」相同，都在於細嚼慢嚥。

＊愈咀嚼愈能苗條的不可思議之效果

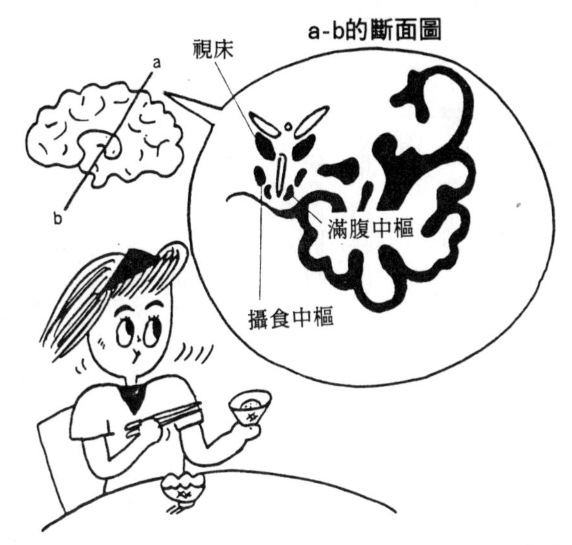

取自（財）國民營養協會發行的「飲食生活」（1988年6月號）

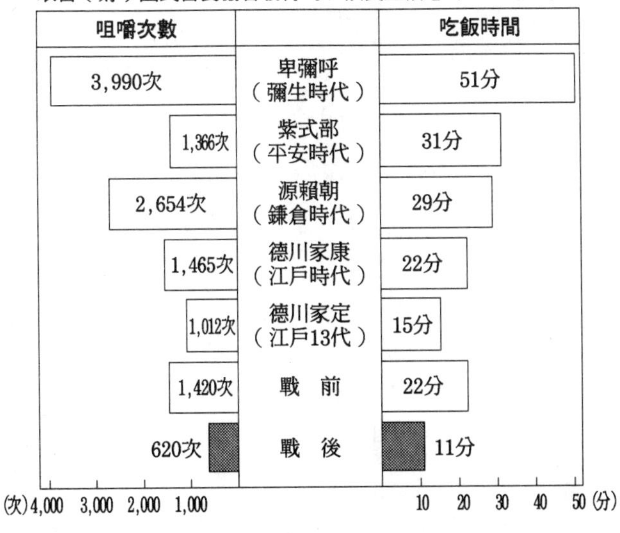

所謂「細嚼慢嚥」是非常基本的，是將用餐時間延長，稍加適時地刺激滿腹中樞的觀點起頭而衍生出來的。

但是所謂「細嚼慢嚥」事實上做起來是非常難的。在腦海中想著「慢慢地」，在進食之間不知何時便已忘記，通常都會變成狼吞虎嚥。

因此，我便以下的規則來自我要求。

「起先只吃三口就慢慢地咀嚼。」

進食的速度在最初的三口就已決定。

起初的三口無意識地咀嚼，以此速度到結束為止都飛快地進食。

對於無法習慣進餐時慢慢地、好好地咀嚼後再吞下的人，試著實行這樣的方法不知會如何？

總之，每吃一口便把筷子放下。

這是餐桌的基本禮儀，但是真的無意識地放下筷子吃飯的人實在很稀少吧！

一旦將筷子送進嘴裡，便一面咀嚼一面夾其他的菜，在你的飲食姿勢中，難道不是這樣嗎？在忙碌的每日裡何時才可停止，這樣的習慣實在是肥胖之本。

如果每吃一口就放下筷子，便可完全集中於咀嚼。筷子下一個要夾什麼呢?嘴巴一邊動心裡一邊想著，不知何時嘴裡的東西便已吞下。放下筷子、咀嚼，然後再拿起筷子。僅以此時間給予滿腹中樞的刺激就可以產生相當的效果。

當然，細嚼慢嚥與放筷子，在你的潛意識如果沒有「慢慢地」的意識，全然是無稽的理論，這些方法正意味著是相當知性的作業。

另一個決定性的條件是吃飯下筷子時，一面想著「吃飽飯後三十分鐘，一定會覺得心情好且有滿腹感」，一面放下筷子。

這是一做便可看出的修養美學。

這種修養美學，以良好的狀態刺激滿腹中樞。真的在三十分鐘後便有心情好又滿腹的感覺。你精神上的力量、思考更加強化了滿腹感。

在此所說的「以良好的狀態刺激滿腹中樞」，在傍晚四點～五點之間，雖然肚子稍微覺得餓，但是身體輕飄、狀況良好，就是那種感覺。

不完全斷食大約實行一週左右(第六天以後都和第五天一樣的方式)，終了那夜，「做得好!做得好!」自己誇讚自己，一面用一點油炒菠菜，配以醬油和砂糖少許醃漬的東西，請試著品嘗一小口吧！

隔天早晨，會發覺臉上油膩膩的，這就是身體易於充分吸收各種成份的證據。

以我為例，依情狀不同而實行兩週、三週的不完全斷食，一週的不完全斷食已成為平常事。

由於仍需工作，二個禮拜確實不能只喝茶、稀飯或二口的牛乳，因此便完全自由地只吃酸乳酪和牛乳。

肚子餓就吃酸乳酪、喝牛乳，或是把酸乳酪放在嘴裡，再加入牛乳，細嚼慢嚥之後再吞下去。因此，不管去何處都將酸乳酪和牛乳放入塑膠袋中再走。

不完全斷食，不做二週的，而實行三個禮拜，便可清清楚楚地明白自己的胃愈來愈小。胃的容量變小，一天吃三餐便是苦痛，因此只好極端地少一次的量，而且吸收良好，容易將全部的營養素轉化成能源。所以，多餘的皮下脂肪就不會蓄存在體內。

當然也和胃消化不良等成無緣的世界。

我在知道不完全斷食之前，常有吃完晚餐，一面看著電視，一面昏昏沈沈。之後的二～三個小時，胃便覺嚴重消化不良。「好重！好重！」一面說著，一面「想喝可樂」或是「糖果放在那裡？」地搜著飲料和食物的狀況。

知道不完全斷食之後，胃袋變小，而且附帶地完全沒有那樣的慾求。

▲降下的體重不再二度回升的整理重點▼

至今已依序一貫地介紹了不完全斷食，讀者之中——

「不管怎樣的不完全斷食也無法吸收營養吧！耗費體力的工作也可以嗎？」

「難道不會全身慵懶、氣力盡失嗎？」

引起上述般的疑問和不安的人不少吧！

但是，沒有那樣疑慮的卻是不完全斷食。

做完不完全斷食後，常覺神清氣爽，身體柔軟度更佳，也培養出短時間熟睡型的狀態。

而且，呼吸沈穩也是事實。

呼吸沈穩，當然會有大量的氧氣平順地進入肺部，血液色澤變得漂亮，因此被淨化的血液對於促進新陳代謝大有幫助，即使只是一點點的運動也會有幾十倍的效果產生。

不完全斷食本身就有各式各樣的長處。最後來介紹為了使不完全斷食更平順地進行的體操，並和你約定經由此體操，身心都可以提高力量。

請看一三四頁開始的插圖。

①手腕反折運動——〈提高身體的機能〉

這個運動是和頭、內臟、肌肉相對應的要點結集多項的手背壓擠，伸展胸椎、消除肩膀全部的壓迫感（肩膀酸痛）的體操，當然此運動對消除肩部和手腕的贅肉也有效果。

(a)首先，右手的食指和中指用無名指和大拇指如圖般壓擠。左手成反折手腕樣，在此大大地呼氣。

(b)一邊呼氣一邊將(a)的手向前伸出。

(c)在背部擠壓般的感覺之前手向前伸。

(d)然後以左手的指頭擠壓右手，照做(b)(c)。

左右各反覆五次。

②開腳前屈——〈產生氣力〉

深呼吸是有助於將血液送至腦裡的運動。也能將大腿肚和小腿肚的贅肉消除。

(a)坐在床上，儘可能地將腿張開。

(b)深呼吸，慢慢地將氣吐出，不讓背部彎曲的將上半身往前倒。

(c)下巴往前伸，儘量將胸部貼在床上，兩手抓住兩腳的腳尖。吐完氣後慢慢地站起來，這樣反覆做五～十次。

③伸展膝蓋內側——〈使嗅覺良好〉

伸展膝蓋內側會使鼻子通暢，有鼻竇炎的人請試一試。

(a)在床上挺直腰，拱起膝蓋地坐著。腳跟貼在床上，腳尖向上抬，自腳底用手抓住腳尖。

(b)這樣的姿勢一面吐氣，一面慢慢地伸長膝蓋，膝蓋伸長的話，可以感覺到像將腳踝往前拉的感覺，儘可能地彎曲。五次。

④伸展跟鍵——〈恢復視力〉

(a)左腳向前伸地坐著，左腳膝蓋上方跨著右腳的腳踝，左手將右腳向後壓，右手抓住右腳的腳底。三十秒左右放回腳踝，然後交換左右腳動作。

⑤翻轉手部——〈伸展背筋〉

(a)運用極不柔軟的身體。腳放齊地站著，吐氣然後將膝蓋不彎曲地向前屈。手底往床上貼，做五次。

＊倍增減肥體操①手腕反折運動<提高身體的機能>

①坐正，彎曲臂肘。左手手底面向臉部，右手抓住手背。左手的大拇指和食指之間放入右手的食指、中指、無名指，擠壓手心，用大拇指支住左手手背。

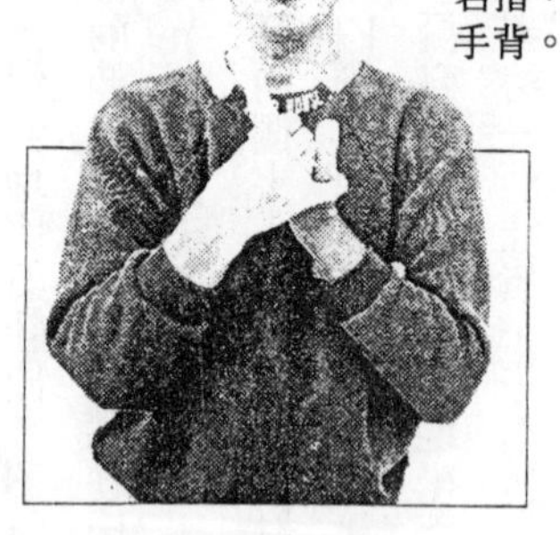

▶右手的大拇指放在左手手背，用食指、中指和無名指擠壓手背。

②兩手如①的握法向前伸出。在背部擠壓般的感覺之前手向前伸。

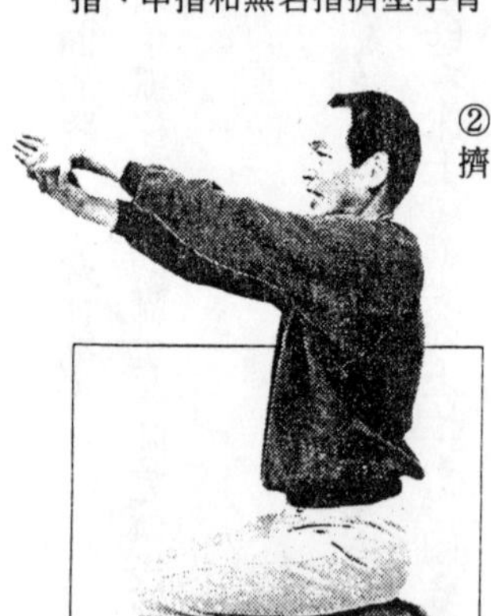

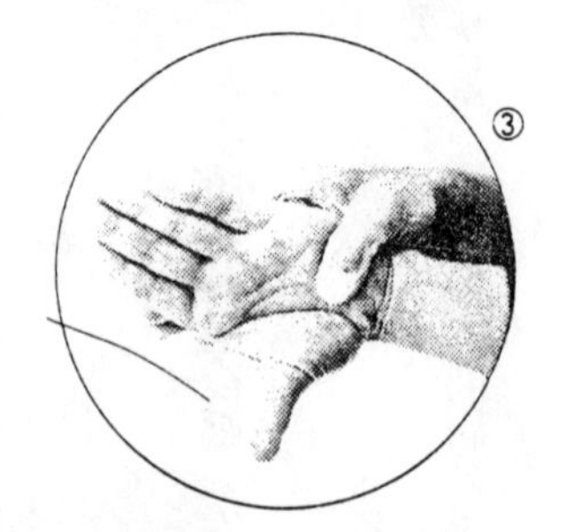

③伸長手腕後放手，左手的手背轉向外側。（手背向外，大拇指作向下之形狀）左手的小指尖抓住右手的手心，用右手的食指、中指、無名指擠壓左手的手背，用右手的大拇指擠壓手心。然後像②一樣地將兩手向前伸出。

＊倍增減肥體操②開腳前屈＜產生氣力＞

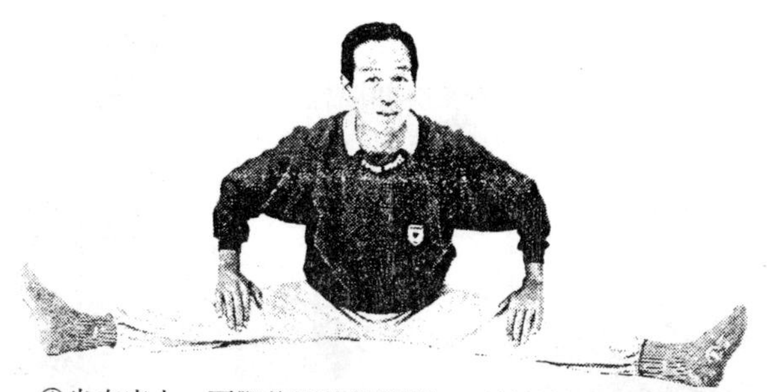

①坐在床上，兩腳儘可能地張開。不勉強地直到感覺稍微有點痛為止。第一次要小心。

②背部不彎曲地，慢慢地將上半身往前倒。

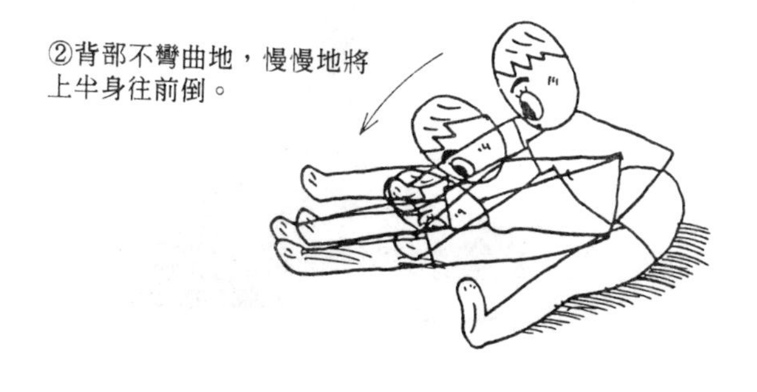

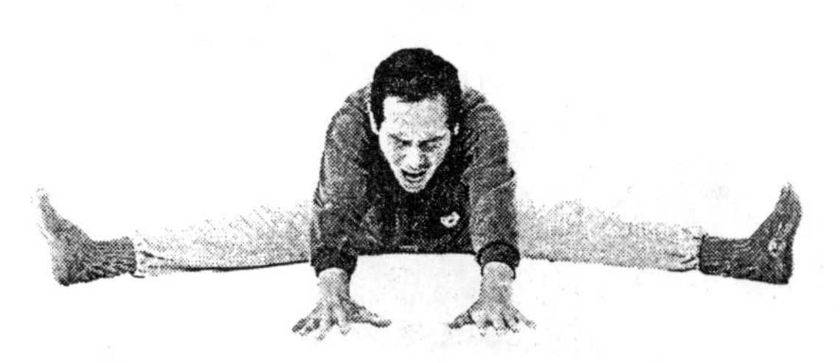

③大腿肚的內側向前屈，直到感覺牽拉的痛楚為止。若能以手握住腳部效果會更好。

＊倍增減肥體操③伸展膝蓋內側＜使嗅覺良好＞

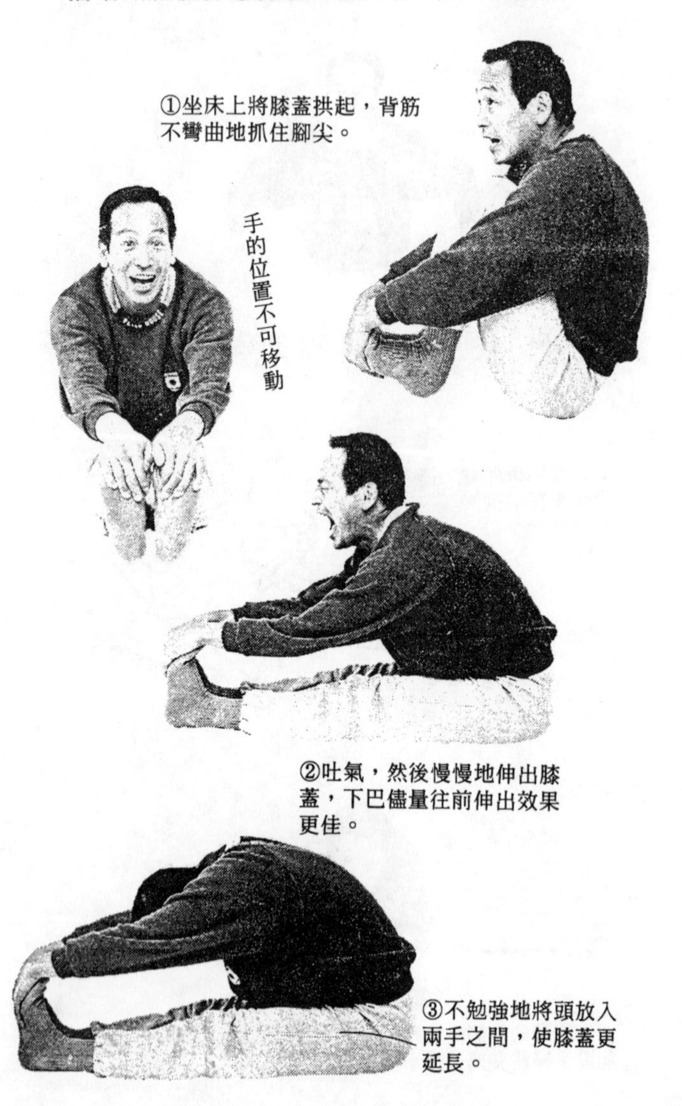

①坐床上將膝蓋拱起，背筋不彎曲地抓住腳尖。

②吐氣，然後慢慢地伸出膝蓋，下巴儘量往前伸出效果更佳。

③不勉強地將頭放入兩手之間，使膝蓋更延長。

＊倍增減肥體操④伸展跟鍵＜恢復視力＞

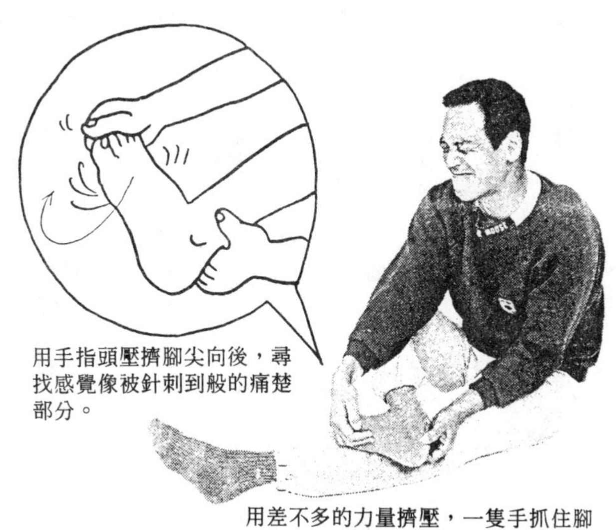

用手指頭壓擠腳尖向後，尋找感覺像被針刺到般的痛楚部分。

用差不多的力量擠壓，一隻手抓住腳尖，一面將腳尖恢復原狀。

＊倍增減肥體操⑤翻轉手部＜伸展背筋＞

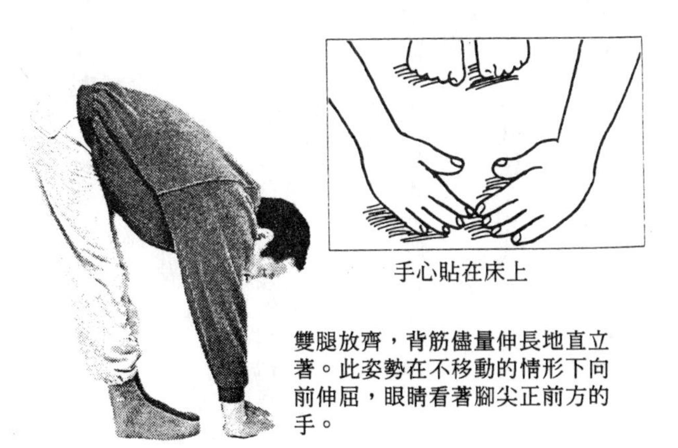

手心貼在床上

雙腿放齊，背筋儘量伸長地直立著。此姿勢在不移動的情形下向前伸屈，眼睛看著腳尖正前方的手。

實踐③「西洋藥膳」飲食減肥的美味食譜

▲回歸到「食」的原點▼

和我一樣處於戰亂時期長大的這一輩，和其他輩相比，對於食物有非常強烈的執著心。為什麼呢？在好吃的時期給予的都是些麥糠、大豆殘渣和地瓜莖。那個時期的反動對往後的飲食生活產生很大的影響。

戰亂中，直到作戰結束，經常想的是「不管如何一定要把美味的東西吃得肚子滿滿的」這件事。吃著白米飯的情景經常出現在夢中。

肚子裡填滿美味的食物，賽跑時一定不輸任何人地跑得比誰都快；相撲時一定有不輸任何人的強壯身體，這樣地深信不疑。

但有一件怪事，日本經濟徹底地復甦，每個人的生活都變得富裕，對於尋找食物這麼重大的關心事已不存在的今日，病人卻愈來愈多。

肚子吃得飽飽的應該會很健康才對，但是現實卻有反方向的效應，反成病人倍出現象。

整體協會的野口先生如此解說：

「人類因為捨去營養所以才會生病。」

人類由於會生病而捨去了不必要的養分，若是不把積存過多的養分捨去，便有可能暴斃——這的確是名言。

經由斷食來捨去營養，追根究柢也和野口先生的學說有共通之處。

但是，生來就是米蟲的我，實行不完全斷食的同時，已經單方面真誠地想著貪婪飲食這件事。「既可吃著美食，而且大量地吃，又可不吸收營養的是什麼呢？」於是尋閱古今東西的文獻。

結果存在於中國四千年的歷史為基礎的「藥膳」。

▲怎麽樣生成「醫食同源」？▼

知道中國醫學的原點具有「醫食同源」、「藥食同源」的觀點之人，我想也很多吧！

也就是說，自古以來在中國，疾病全部以「食」，也就是食物來治療。

身邊的肉、魚、青菜、水果……由於熟知所有一切食物的性質和其效能，甚至和叫做「山藥」、「朝鮮人參」、「茯苓」，所謂的漢方藥材混合調理。吃這些便可經年累月地永保健康，經過漫長歲月所培育的中國人之智慧，全部集結在此「藥膳」中。

其效果自消除疲勞，防止血路不順、強化內臟、增強精力……為止，所以一切的健康保持秘訣，事實上已普遍被網羅。

當然，其中也有介紹本書主題的防止肥胖，即是「減肥藥膳」。

例如「荷葉粥」（加入荷葉的稀飯）和「茯苓番茄」（茯苓、番茄和蛋白之炒菜）等等，是使用有利尿、發汗作用的漢方藥材「茯苓」。

誠如您所知，所謂西洋醫學就是直接治療不好的地方的療法。說得過份一點，即生腫瘡就把它切除的專業技術。

另一方面，所謂漢方就是調整身體全身的均衡，想要保持中庸是其基本的構想。生膿瘡也是由身體的平衡失調為其主因。因此，不切除它，調整平衡使其成為不容易生膿瘡的體質是其出發點。

漢方中，肥胖也是建築在由於身體全身的均衡失調想法。調理後的身體應該可以維持自

＊藥膳到底有怎樣的效果呢？

茴　香

有健胃、整腸、利尿的效果，對於預防初期感冒也有效。

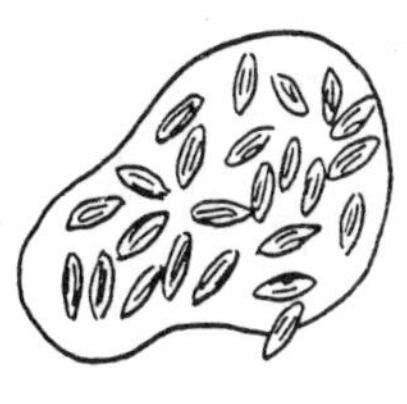

黃　耆

血路通暢，促進對於肥胖有效果的利尿作用。

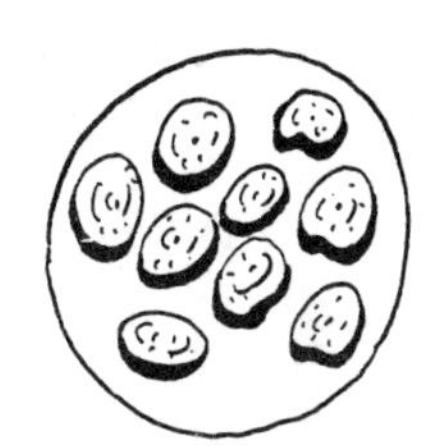

金針菜

安定血壓、預防貧血。也有利尿、消炎的作用。

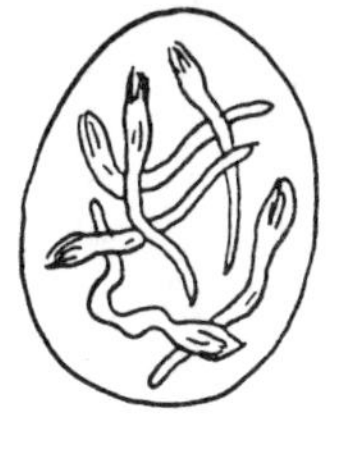

大　棗

促進新陳代謝，消化吸收能力強，低血壓亦有效。

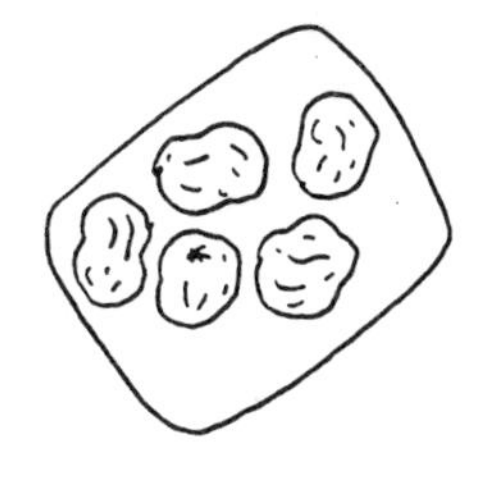

玫瑰花

預防貧血，有活血的作用。對於肝臟也有鎮痛的效果。

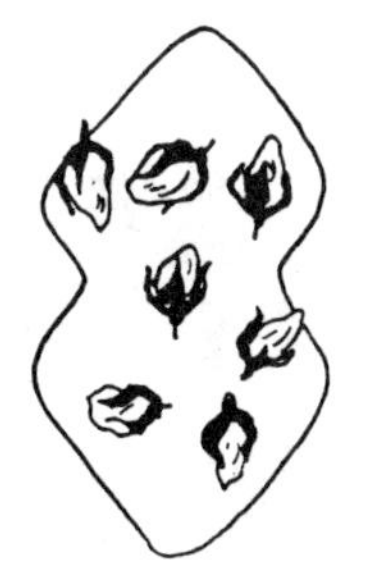

杜　仲

滋養強壯。促進腎臟和肝臟的機能，神經痛也有效。

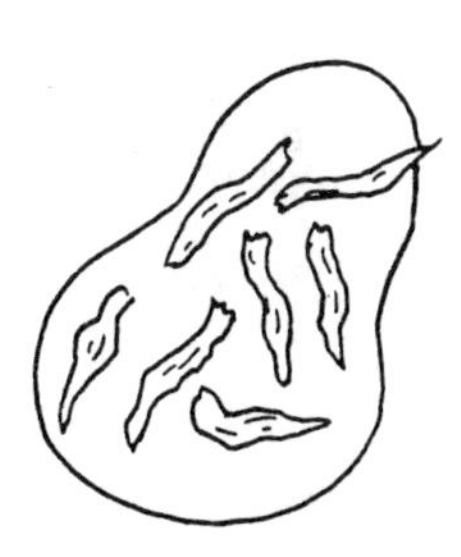

茯　苓

有利尿效果，神經性胃炎等之鎮靜，利於滋養。

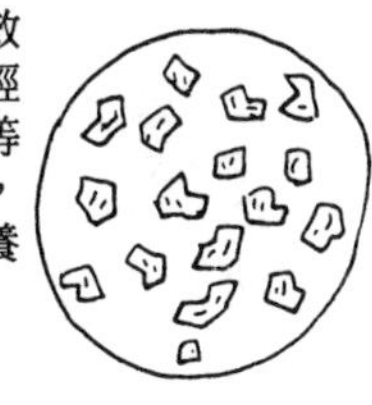

朝鮮人參

能滋養強壯，對於健胃、虛弱體質的改善有效。

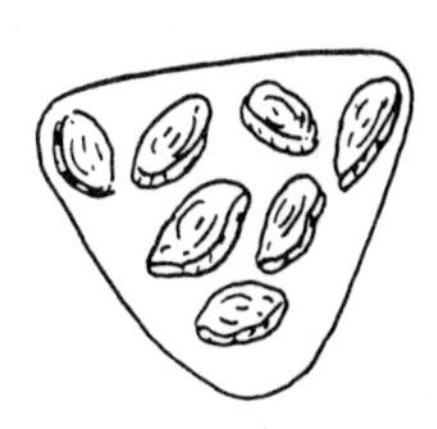

然理想的體重。

攝取的食物卡路里，在體內循環而被吸收，必要的部分成為能量而發散，不要的老廢物成為汗、糞便和二氧化碳而排出體外。

此循環若能平順的回轉，人類應該是個健康體，特別是現代人有過飲、過食的傾向。若無法平順地回轉，老廢物和多餘的卡路里容易積存在體內。為了要減肥，除了要使新陳代謝活潑化，同時也有必要將多餘的東西排出體外。

不管如何地有效率，或是否確實的排出，這就是漢方配合生藥的「藥膳料理」重點。

在東京都內非常盛行地震的震源地痲布、六本木、原宿附近，數年前開始，打著「藥膳餐館」招牌的用餐地方一個接一個地開張，以年輕女性為中心，吸引了相當多人。

事實上我也在都內練馬區和藤澤經營叫做『拉拉巢』的料理店，在那裡介紹好幾種的藥膳食譜，受到相當多的好評。

另一方面，西洋也擁有同樣的歷史，稱之為「藥草」的存在。

兩者都是獨自沿著相同的道路而來，但是，在基本上仍然有完全異質的東西。試著把此二種方法加以融合，不知會怎樣，我這麼想著。

於是便思考出以融合的思想為基礎的料理，不只供給自己，難道不能供給別人嗎？這就是想出「西洋藥膳」的契機。

▲流行食譜「蝦殼湯」的驚人藥效▼

為了使西方和東方一體化，重複著各式各樣的實驗錯誤。

事實上有製造催淫劑，偷偷地讓某戀人同志吃下的事。

材料是加入巴西可可粉，乍看之下只是調出沒什麼特別的巧克力。

此戀人同志在去向他父母問安的前夕來拜訪我，「恭喜結婚了，怎麼樣？回娘家問安很累吧！這樣！列車中喝巧克力很好。這可是平常喝不到的巧克力喔！」

送客之際，或許是太過有效，二個人在途中就下車了，托延了一天才回娘家，還引發了被其娘家狠狠地罵了一頓的笑話。

其實，所謂巴西可可對於性的意義有速效性。因為在其中加入強壯劑，二個年輕人便一刻都不能忍受。

雖然我真的給了他十分漂亮的想法，但是真是做了相當失禮的事，至今仍在反省當中。

而且所謂在性的意義上有速效性的藥，也有可能引起心臟痛。由於全身的循環機能良好，特別是老人，反而會更加刺激心臟，引起不良的作用而致死。

雖有這樣的失敗，但仍將作好的西洋藥膳的料理在『拉拉巢』中供給客人們。是數個月前的事。看過朝日電視的紅牌節目『ＥＡＴ９』，就更興趣地做起實驗。

將螃蟹殼細細地弄碎加入所謂的「污水」中，它便慢慢地變透明。

在節目中的確說蝦殼和螃蟹殼內含有豐富的甲殼質物質，這就有所謂淨化的作用，解毒的效果。弄得好可作為成人病和癌症的藥來使用不是嗎？這真是驚人的發現。

「這麼說來蝦子中含有牛磺酸的成份，有助於新陳代謝，分解脂肪也很有作用。」我突然驚察到。於是便不得不著手利用。

作為「藥膳食譜」的一項而想出來的就是「蝦殼蟹殼湯」。

正想著無論如何也要把蝦子和螃蟹弄到手之際，偶爾從三重縣的「○○物產」，知道了在全國的超級市場有卸下甜美的蝦子公司。

在偶然的機會裡，請那家公司讓我看看工廠的作業情形，都是漂亮地去掉殼之後再包裝。

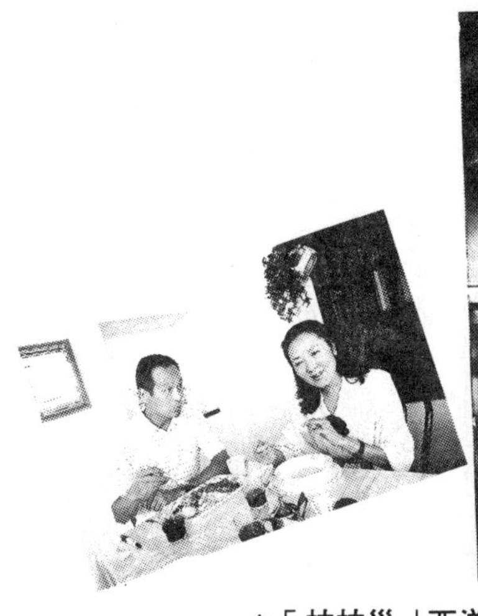
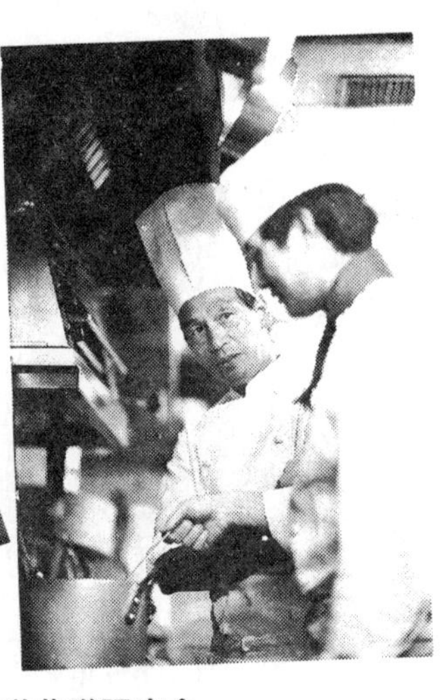

＊「拉拉巢」西洋藥膳研究會

「這殼怎麼處理？」

這樣地詢問他們，據說都是用來作為鯛魚的飼料。作為鯛魚的飼料，鯛魚的顏色就會變成美麗的粉紅色。

「多少錢呢？」我詢問。

作為魚飼料程度的便宜價格，便敞開一條道路，決定運往『拉拉巢』。

不可思議地，用心去尋找，居然到處可見。

如今考慮下次去北海道時再去尋蝦子罐頭工廠，想開闢一條將其空殼弄到手的路。

只要用心去找一定有可能。蝦子罐頭工廠一定會確實地將殼剝下。

還是在研究階段，「蝦殼蟹殼湯」，周遭朋友的評斷都還是初步而已。

和『拉拉巢』在同店設立的『西洋藥膳研究會』作為起點，我希望能將世間藥膳的效用加以浸透。

▲不知不覺中起效用的藥膳▼

現在想起來也注意到「啊！那也是藥膳的一種」，自古以來我們一定不知不覺中和藥膳有接觸。

以我的經驗來說，那是高中生的時期。

早春一到，媽媽便用枸杞的新芽好好地燉煮給我們吃。

雖然只吃一點點，但是吃了以後便可以感覺到身體的狀況變得十分美好。

早上起床也很容易，不會疲倦，而且心情很好。此表情的變化被敏感的母親看到，每到春天就照例煮給我吃，這真是母愛。因此如今回想起來，那便是在我內心藥膳的原點。

還有這麼一回事，六月一日，傳說木曾山總是放晴。

因此，這一天，全家都有爬過木曾山的經驗。

小孩子們只有小學四年級、二年級、一年級各自年小時候的故事。

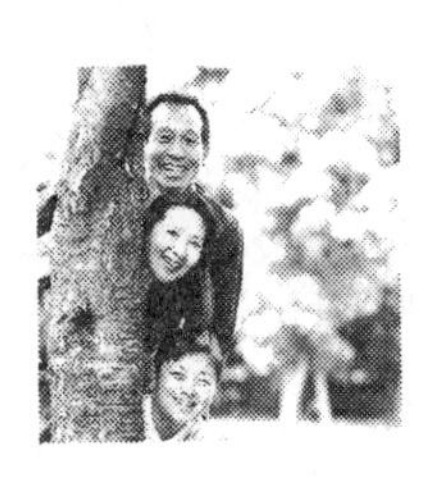
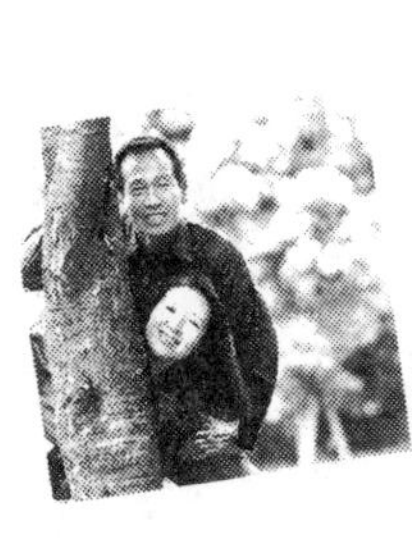
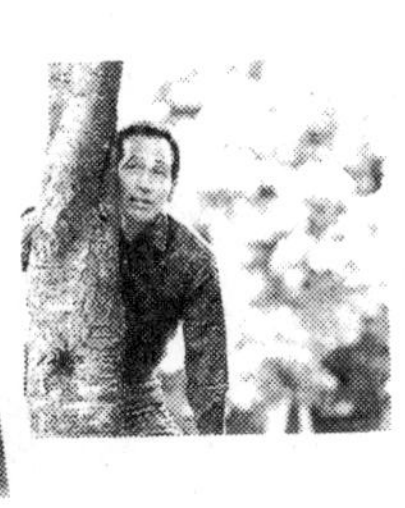

當時的最愛即是在途中實在已經疲憊不堪，再也走不了時，於是便在小河洗路邊自生的野草根，敷上三根左右。如此一來便漸漸恢復元氣，印象上似乎都可以再走上幾十里的路。

從以前就知道「爬山累了時有野草根，吃了就很好」，我想事實上只是因為休息的關係。但是眼見那樣的效果，卻不得不相信。

在尚未有藥膳知識的我，想過以下的事：

「萬葉人時代起，人們就吃野草，一到春天，便期待在野外的草能生生不息，如果生長，不就是人類飲食生活的原點嗎？

體驗此原點，提供給小孩子們，是非常重要的吧！」

因此，積極地給予春天的野草和夏天的野草。

即使是藥膳，便早已自以前開始實行。之後，才可以理解其效能。因此，清楚體會，其效能便會倍增。

這就是與稱為「安慰劑」的東西非常類似。

例如，胃潰瘍患者以麵粉過活，告知「這絕對非常有效」地讓他喝，雖然也有真的治癒胃潰瘍的實例，但是，如此這般，人類不太注意，一定有其恰好吻合的潛在能力效果，稱為安慰的效果。

所謂「安慰劑」是在法語中有「滿足他人」的意思。

不只是剛剛的胃潰瘍患者，我們周遭相同的事也不勝枚舉。例如，即使是同樣注射的痛苦，初次伴隨着的恐怖感，和已經有好幾次經驗的，那種痛楚就完全不同。

主要在於身心始終都成一體，心的作用對於身體有不可測量的大影響。

「病自氣起」，不見得不是如格言一般。「自我暗示力」原本就是人類與生俱來的神秘潛在力量的一種。

於是我在店裡，供給客人料理時，定添加說辭。

「加入這個就會有這樣的作用」之類的說明書必定添加進去。

「啊！是這樣嗎？」

由於了解，便可期待其安慰效果。

若無其事地上南瓜湯，只是「好吃！好吃！」地食用，但由於知其作法而吃，其中便有很大的不同。

其中有「眼睛經常看見」的反應也是事實。

由於經歷了此種的效果，大衆之間請加以注意「以食物來支撐身體」、「經由食物，可以用來調整身體的機能」之原點。

如今看著食譜書「三分做成」、「十五分做成」的感覺，對於方便快速又簡單這件事，把主眼放於此的例子很多，讓人覺得厭煩。

當然三分、十五分快速地作成也是很重要的要素沒錯，但是，另一方面也有「自行去摘取野菜開始思考，可能要花費三小時、五小時以上。但是卻膽敢與此料理挑戰。」的看法不是嗎？

去摘野草，只要這樣身體就變得強壯。

▲對少部分人才有效▼

如前所述，在使用藥膳的漢方生藥中，漸漸地拿到手，但即使拿到手，由於高價卻出不了手的東西也很多。

「山藥」、「黃耆」、「枸杞子」等等，對各位而言都只是薄薄的生藥而已吧！

在中藥店大概都買得到，對於保持身體調和十分有效，但是價格卻十分昂貴。

而且，這也是非常大的要素，由於使用這些作料理，很難說對其味覺產生效應，相反地大都覺得很難吃。

「吃一粒可減肥三公斤」的即效性即使有，還是需要時間，組合自己生活的一部分起初便可發揮效力的漢方，在「很難得到」、「難吃」的要素中成為很大的障礙。

因此我才推展「西洋藥膳」。

如剛才已經說過的，將漢方的知識和西洋野草的智慧加以調和而成。

即使稱之為野草，卻沒有特別準備的必要。

若是能看有關野草與蔬菜等書籍就可清楚了解，蒲公英、艾草、菠菜、番茄、荷蘭芹等，只是使用你身邊的野草及日常生活經常使用，打開冰箱一定有一～二樣的材料。

西洋藥膳的另一個特徵是，只要使用這些材料的一點點即可。

在藥學的理論上，有「アロパシー」（allopash）和「順勢療法」（homeopathy）二個想法。

所謂「アロパシー」即對於有一份效果的藥，給二倍效果就可倍增，給三倍就有三倍效

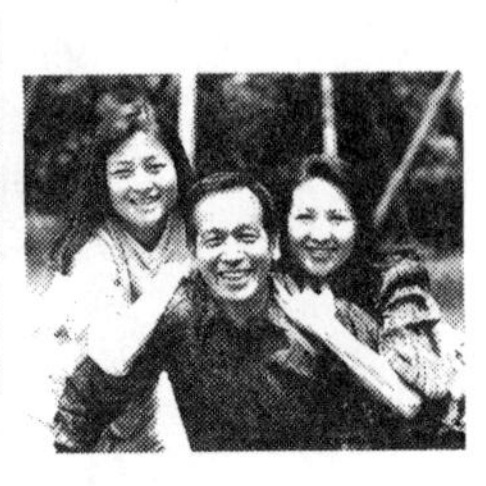
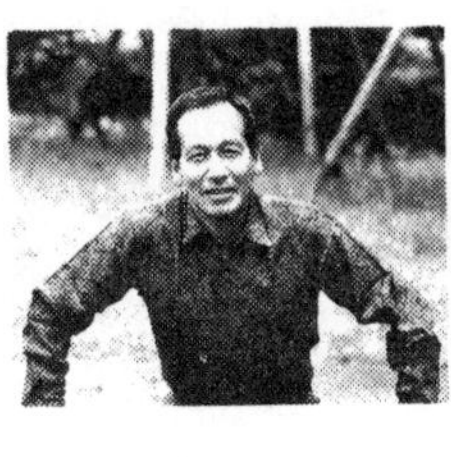
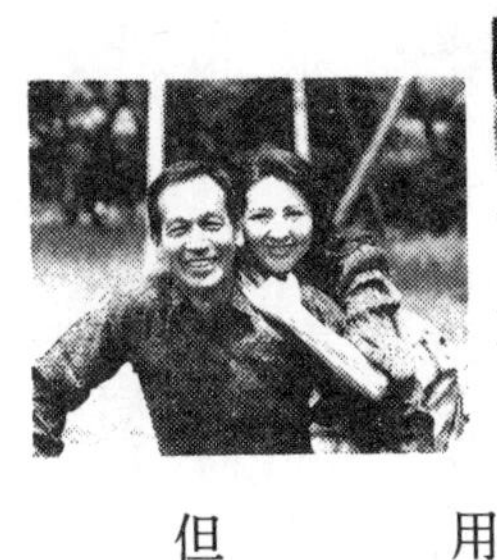

用的想法。

也就是說，其效應是以倍增進行的。

另一方面所謂順勢療法是一份的效果，將其弄成十分之一就有十倍的效應之相反想法。對於十分有效的藥，依病患的不同而給予百分之一、千分之一或是一萬分之一。

平常總覺得好幾千分之一的元素份子似乎進不了液體中，但是一公升中加入份子一個為止，其藥效便可發揮驚人的力量之理論。

我比較支持「順勢療法」的理論。

由於我相信生物的自然治癒力。當然作為疾病的治療手段，經常使用藥以改善病狀、治癒疾病，但這都不是由於藥的作用。

寧可藥只不過是充分地補助機能而已。

因此，稍加使用身體的好處，用蒲公英，用艾葉，都對身體很好，但是我絕不會大量使用，這是政策。

為了產生另一個驚人的力量，調理時儘可能地花費時間比較好。

即使是調理同樣的材料，在微波爐只要三十秒就ＯＫ。但是用石鍋就要三十分鐘。若是使用炭火就要三小時。但是，此料理所花費時間的比例之驚人力量，我是支持材料本身衍生出來的想法。

▲利用身邊的素材也可以獲得同樣的藥效▼

在我為各位介紹和中藥不同、製作簡便不失原味，且具有減肥效果的「川津式西洋藥膳食譜」之前，先為各位說明我們平常吃的蔬菜含有的減肥效果，只要熟知這些素材的特徵和功能應該可以獲致更好的效果。

・**胡蘿蔔**

有健胃的整腸的作用。

因為胡蘿蔔能夠調整腸胃，使內臟的功能恢復正常，對於內臟疾病引起的肥胖尤其具有效果。

・**菠菜**

對於肌膚粗糙和青春痘也很有效。

可以使排便通暢亦具有補血的效果。對貧血的人很有效。

• 蔥、洋蔥

促進新陳代謝，使體內多餘的水份和脂肪排出體外。還有促進發汗的效果。

• 番茄

有幫助脂肪消化的功能，最適合作為肉類的配菜。

可以淨化血液、促進體內的新陳代謝。

• 牛蒡

牛蒡含有豐富的植物纖維，經常便秘的人可以多吃。

有散熱、利尿作用，促進血液循環流暢，增進新陳代謝。對於減肥也頗具效用。

• 紫蘇

使新陳代謝活躍、促進發汗。

另外還有能使腸胃功能活性化的效果。

• 蘿蔔

可以健胃整腸，促進消化。促使腸胃分泌幫助消化、排便。還可以提高肝功能、淨化血液。

・韮菜

使血液循環順暢，具有保持體溫、健胃、整腸、強身的功能。促進新陳代謝，維持身體健康。

・山芋

山芋的根莖常作為中藥作用。

幫助消化促進胃的運作。還可以治療下痢。

・芹菜

能淨化血液，促進新陳代謝，消除疲勞，有助於美容。另有鎮定、補血的作用。

・薑

中國醫學上稱生的薑為生薑，乾燥的則稱之為乾（老）薑。

生薑的用途很廣，對於健胃、發汗、解毒、散熱等都有良好的效果。

・高麗菜

除了有利尿、解毒的作用，更可以治療腸胃炎，增加體力。

・小黃瓜

可以清除體內老舊廢物、淨化血液，常吃可以防止肥胖，避免皮膚粗糙。

・南瓜

有增進食慾、利尿、解毒的功能。

・大蒜

強身、強精、消炎、健胃、解毒之外，用途相當廣泛。

・銀杏

含有多種的氨基酸，可以分解蛋白質達到減肥的效果。

・大豆

轉變亞油酸使脂肪溶解為不飽和脂肪酸，含有許多幫助整腸的強力石鹼精。

・蒲公英

有健胃、防止胃酸過多的功能，幫助消化。

另外，蒲公英的根部還可以用來泡咖啡，胃不好的人可以以此來代替咖啡。

・薏仁

可強化胃腸功能、通便順暢。另外還有清淨血液的功能，促進新陳代謝。可以用來美容，為臉上的細小皺紋和經常掉毛髮而煩惱的人不妨多食用。中國早期的醫書『神農本草經』也有提到薏仁可以「補虛」、「益氣」、「有輕身效果」，自古以來便是一種珍貴的穀物。

・香菇

食用乾香菇可以使治療便秘的麥角巢醇和抑制膽固醇的植物甘油硬脂酸酯發揮功效。

・木耳

具健胃整腸的功能，含有各種礦物質。

・芝麻油

含有維他命B群、鈣質、蛋白質等，能促進新陳代謝調整體質。

・蝦、蟹的外殼

它們的外殼所含的甲殼質有利尿效果和淨化、解毒作用。另外，蝦類含有的牛磺酸成份可以促進新陳代謝，分解脂肪。

・低卡路里的蔬菜

以下列舉的菜都是低卡路里，可以安心食用。

高麗菜、萵苣、菠菜、高麗菜心、硬花球椰菜、小黃瓜、花椰菜、芥菜、水萆菜、西洋冬瓜、芹菜、菊苣、四季豆、人參、葱、洋葱、紅蘿蔔、黃蕪菁、朝鮮薊、蕪菁、蘆筍、蘑菇、番茄、甜椒等等。

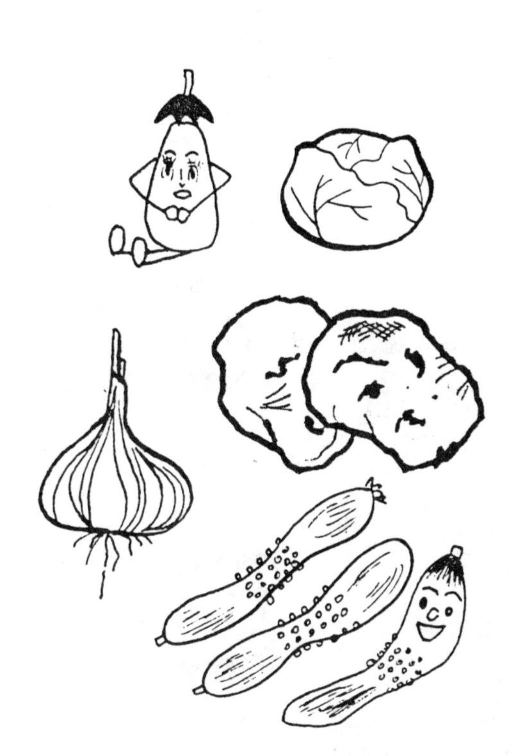

＊西洋減肥食譜①「蒲公英沙拉」

(效用) 蒲公英有健胃、治療胃酸過多的效果，能夠幫助消化。生洋葱可促進發汗、利尿、排出體內過多的水份和脂肪。對於肥胖，尤其是凸出的小腹特別有效。

新鮮的生洋葱
萵苣
番茄
把蔬菜切好加入調味汁。
1/4
1/4
1
調味汁
橄欖油二大匙，蘋果醋一小匙，醬油少許
好吃！
將一片蒲公英葉切碎灑在其上。

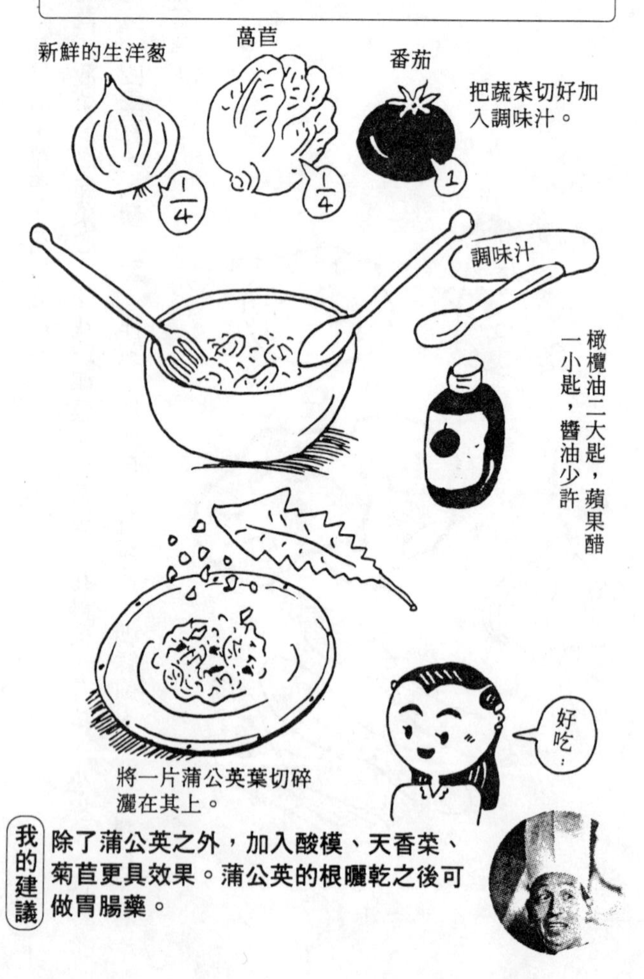

(我的建議) 除了蒲公英之外，加入酸模、天香菜、菊苣更具效果。蒲公英的根曬乾之後可做胃腸藥。

＊西洋減肥食譜②「艾葉咖哩」

(效用) 艾葉在中國醫學上被用來做止血、鎮痛劑。可促進新陳代謝、消除疲勞、治療腰痛、冷感症、下痢等，亦有整腸作用，並可預防動脈硬化、高血壓。

①
準備一根有新芽的艾葉
1/2
把半杯水加艾葉一起放入果菜機攪拌
②
用紗布將①的溶液過濾殘渣。
③
加入平常的咖哩煮熟。

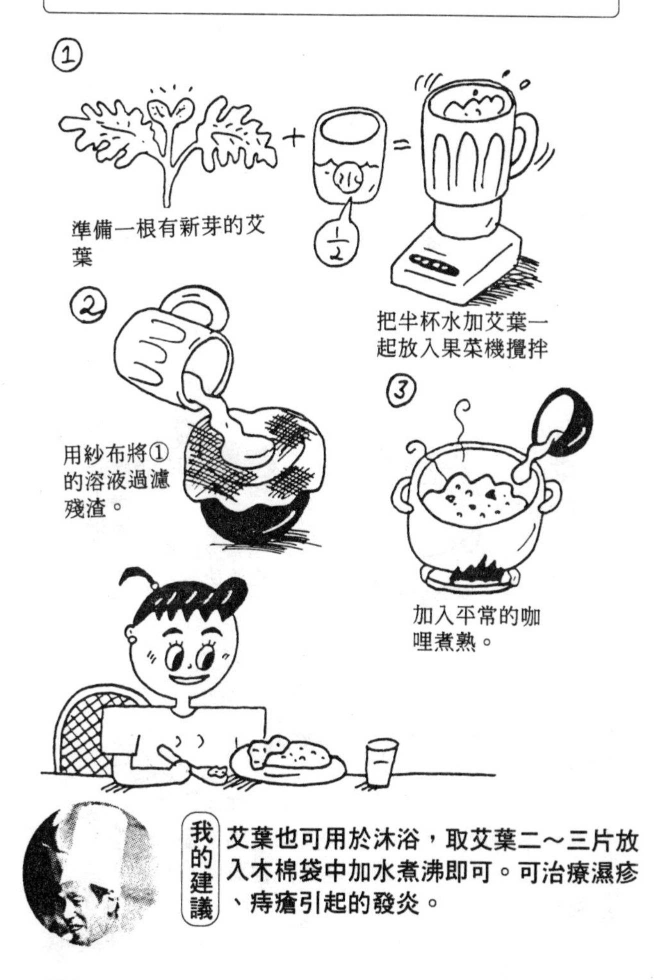

(我的建議) 艾葉也可用於沐浴，取艾葉二～三片放入木棉袋中加水煮沸即可。可治療濕疹、痔瘡引起的發炎。

＊西洋減肥食譜③「蘑菇炒肉」

效用　蘑菇內含有豐富的維他命B_2可防止脂肪在體內堆積。納豆也含有大量的維他命B_2，具有整腸作用。對於很容易發胖和偏好油膩食物的人是不可或缺的料理。

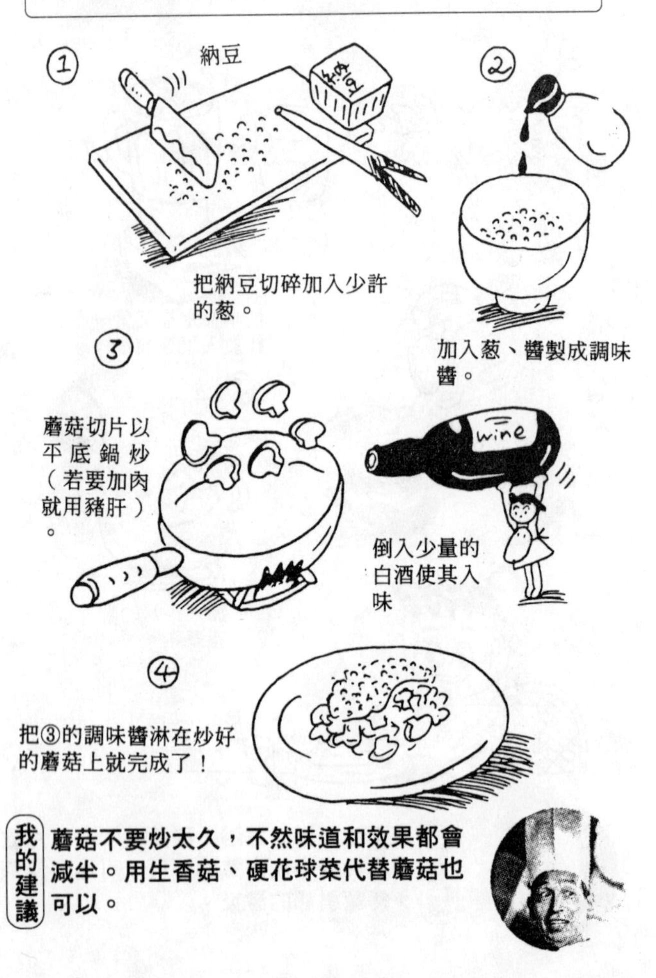

①
納豆
把納豆切碎加入少許的蔥。
②
加入蔥、醬製成調味醬。
③
蘑菇切片以平底鍋炒（若要加肉就用豬肝）。
wine
倒入少量的白酒使其入味
④
把③的調味醬淋在炒好的蘑菇上就完成了！

我的建議　蘑菇不要炒太久，不然味道和效果都會減半。用生香菇、硬花球菜代替蘑菇也可以。

＊西洋減肥食譜④「胡蘿蔔薄餅」

（效用）胡蘿蔔含有的胡蘿蔔素在體內形成維他命A可促進胃腸功能，幫助消化。還可以治療因內臟疾病引起的肥胖。亦能強化皮膚的細胞，避免皮膚粗糙和鬆弛。

①
煮半條紅蘿蔔
1/2
② 過濾①的殘渣
③
把薄餅的材料加入②中
製作薄餅的材料
低筋麵粉（60g）
牛乳（120cc）
蛋（1個）
鹽（少許）
蜂蜜（少許）
④
裝一小杯倒入平底鍋以小火煎。
⑤
煎後折成三角形盛入盤中

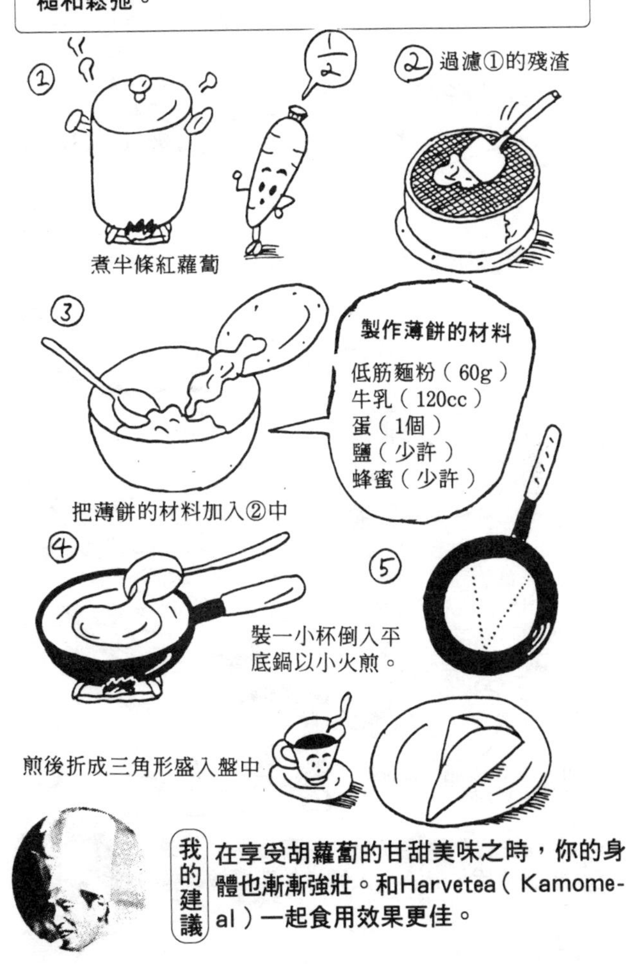

（我的建議）在享受胡蘿蔔的甘甜美味之時，你的身體也漸漸強壯。和Harvetea（Kamomeal）一起食用效果更佳。

＊西洋減肥食譜⑤「混合白色醬汁的牛蒡」

效用　纖維質豐富的牛蒡不只對便秘有效，同時也有將膽固醇排出體外的作用。含有大量木質素的成份，被發現有預防大腸癌細胞自身發生的效果。

①
把牛蒡（½）細切後將它煮軟。用充足的水煮，為了去澀味最好加入少量的醋。
醋
白色醬汁的作法
Ⓐ
在鍋內溶化奶油（50g）
加入白色醬汁
Ⓑ
②
加入低筋麵粉（50g），用木匙一邊調合一邊以小火慢煮。
Ⓒ
MILK
加入少許牛奶（500cc）並將其煮稠。

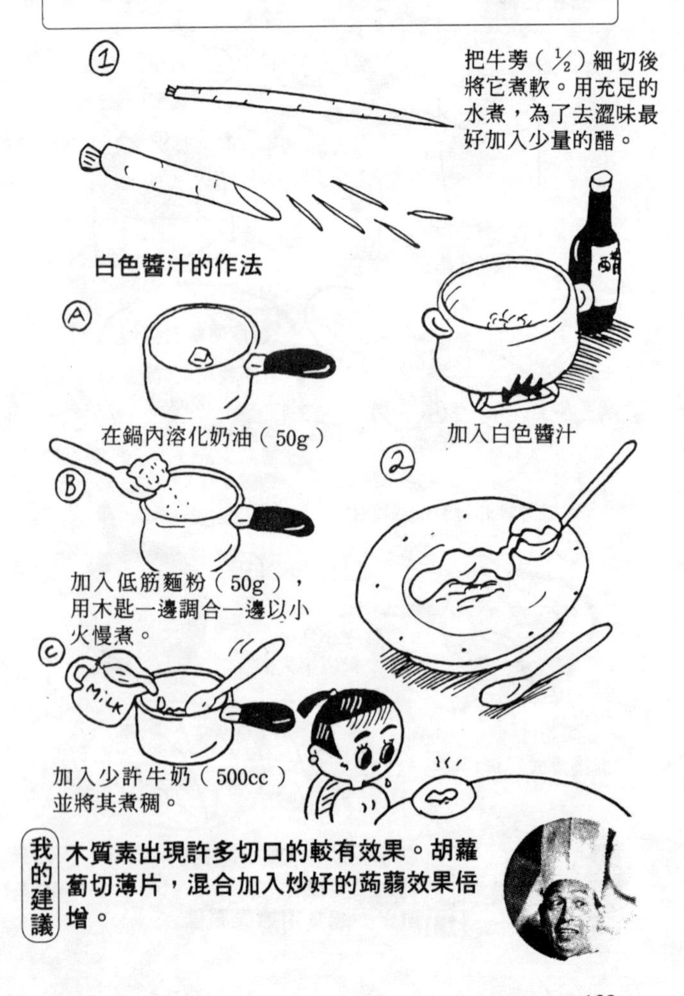

我的建議　木質素出現許多切口的較有效果。胡蘿蔔切薄片，混合加入炒好的蒟蒻效果倍增。

＊西洋減肥食譜⑥「山芋起司蘇卷」

（效用）山芋和味噌消化都很好，也有對於其他食物的營養分不會無效地吸收入體內的作用。促進新陳代謝、發汗和利尿，將多餘的水分排出體外，可以消除下半身的浮腫和脂肪。

①
山芋
將山芋（1/6）切成大約5cm衛生筷二根厚。
5cm
②
用平底鍋烤
③
將起司塗在上面，蓋上蓋子，用小火烤到起司溶解為止。
④
用大葉子包起來就完成了（用海苔也可以）。
配啤酒最好！但是，注意不可喝過多。

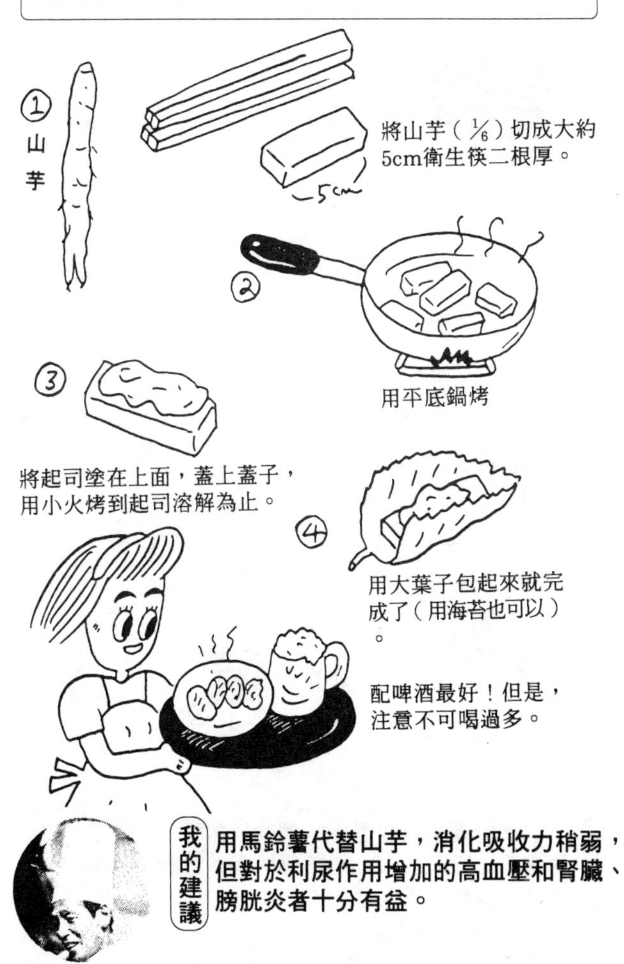

我的建議　用馬鈴薯代替山芋，消化吸收力稍弱，但對於利尿作用增加的高血壓和腎臟、膀胱炎者十分有益。

＊西洋減肥食譜⑦「番茄紫蘇沙拉」

(效用) 番茄中內含的維他命B_6能促進蛋白質和脂肪的消化。即使吃入脂溶性的食物胃也不會消化不良，脂肪不易在體內積存。加入消化吸收強的紫蘇，減肥效果大。

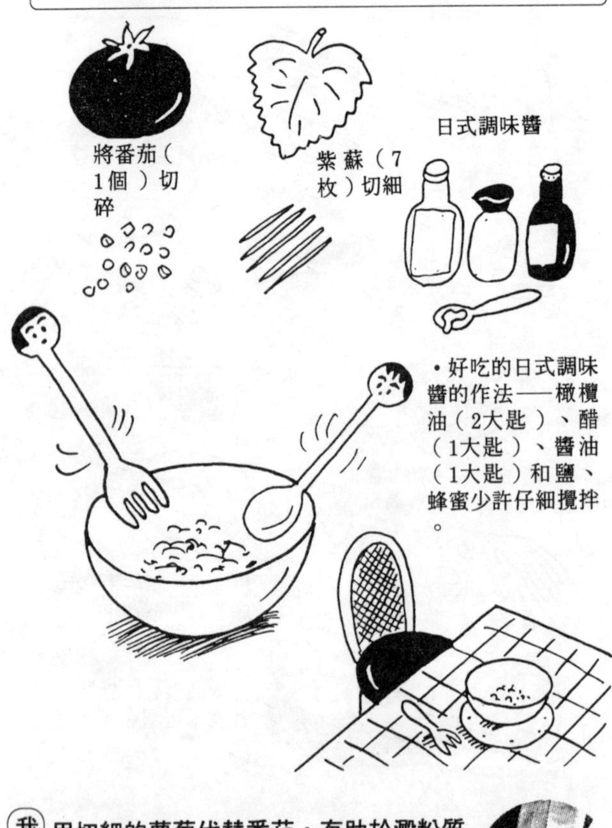

(我的建議) 用切細的蘿蔔代替番茄，有助於澱粉質的消化。而且，以切得細細的洋蔥代替紫蘇，身體會產生活力。

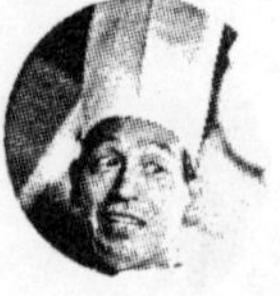

＊西洋減肥食譜⑧「長芋鹿尾的炸塊」

(效用) 長芋的特徵是消化良好的食品，經常用來恢復疲勞等等。比牛蒡多6.5倍纖維質的鹿尾菜可消除便秘，有將多餘脂肪一起排泄的作用。鹿尾菜對減肥較無效。

鳥絞肉
①
鹿尾菜（乾燥狀態下一大匙）、鳥絞肉（50g）煮得甜甜辣辣的。（也可以油炸豆腐代替肉）。
②
長芋（1/6）個
③
混合①和②
④
慢慢地放入少量的③使其團狀油炸。
用水調和番薯粉（2大匙）加入③中。
也可作成三明治型

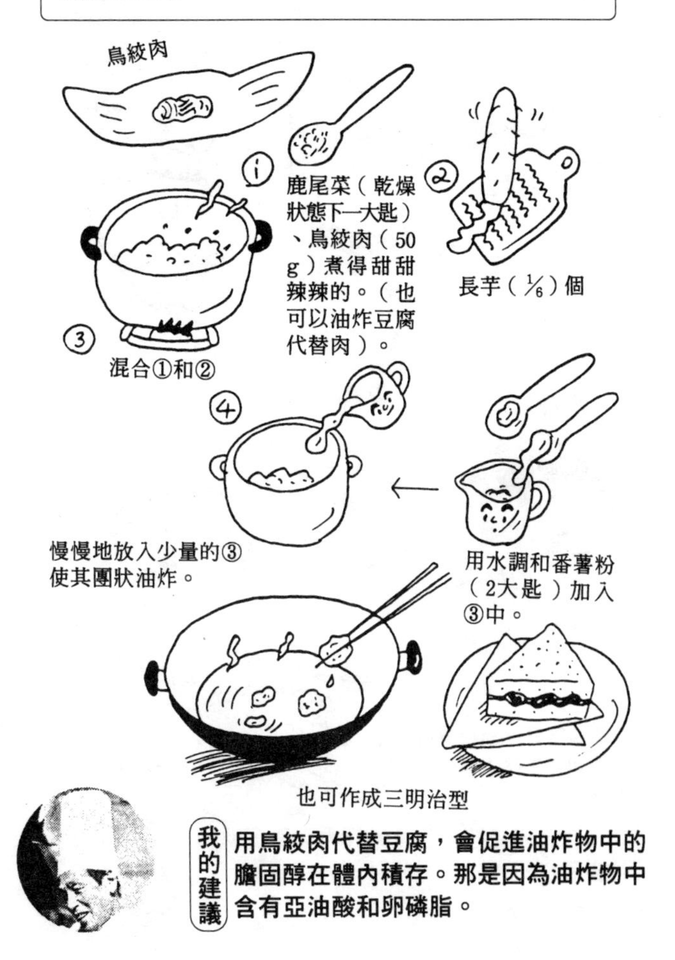

我的建議 用鳥絞肉代替豆腐，會促進油炸物中的膽固醇在體內積存。那是因為油炸物中含有亞油酸和卵磷脂。

＊西洋減肥食譜⑨「芋頭芝麻團」

(效用) 芋頭的主要成份是澱粉，但這卻是內含能轉變成能量的維他命B_1和有助於燃燒脂肪的維他命B_2，以及對預防肥胖十分有效果的食物纖維。芝麻能美化肌膚。

①
蒸煮芋頭（6個）
此時加入黑蜂蜜十分美味。
②
剝皮後磨碎
③將②包成乒乓球般大小，並灑上芝麻。
④
油　炸
品嚐時齒間都會覺得芋頭很柔軟，真是絕妙！芝麻也很香。

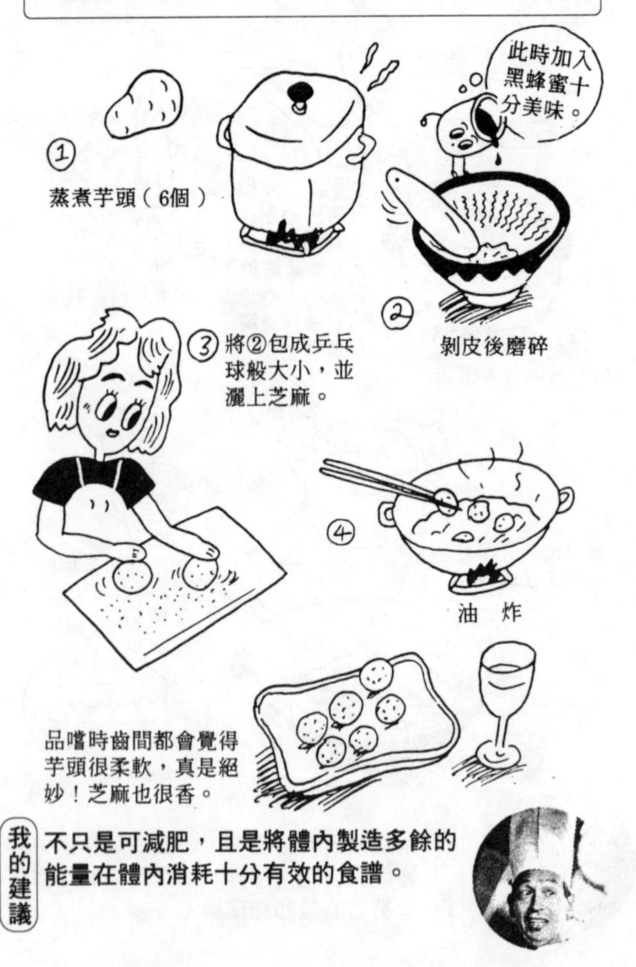

我的建議 不只是可減肥，且是將體內製造多餘的能量在體內消耗十分有效的食譜。

＊西洋減肥食譜⑩「豌豆和奶油醬」

效用 豌豆有助於輕鬆和解除壓力的維他命B_1十分地豐富。由於也內含著鉀和維他命B_2，因此對美容也很好。更由於是成為營養價值高的白魚的骨湯的基礎，因此也能產生力量。

①首先，先作調味料

用水烹煮白魚的骨頭，把骨頭拿掉。
②
wine
夾掉骨頭
③
加入奶油、生奶油、白酒（各少量）。用酒去腥味，以慢火煮。
煮到自己喜歡的硬度。
煮豌豆（100g）

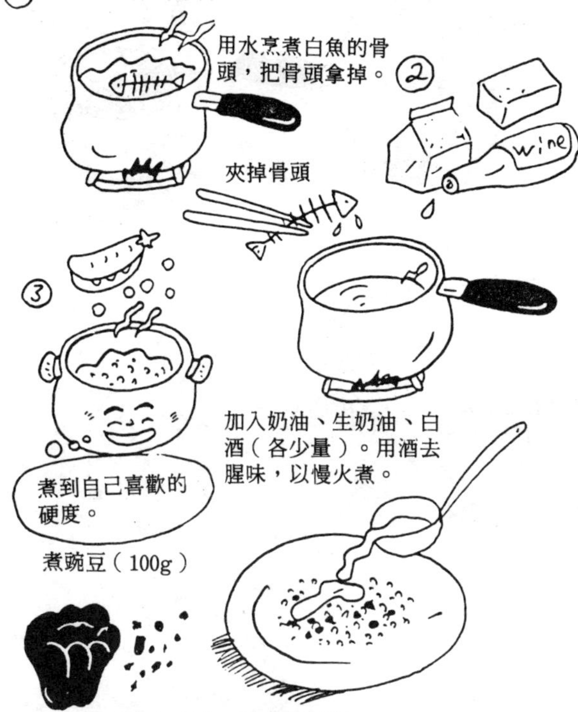

將②加入③中，灑上些紅椒。

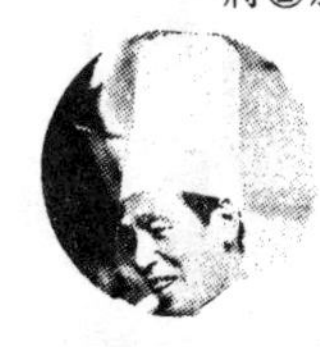

我的建議 在意奶油和生奶油的卡路里之人，用人造奶油就不用擔心了（儘可能地使用磷脂酸油）。

＊西洋減肥食譜⑪「豌豆湯」

（效用）即使吃南瓜、地瓜、米、砂糖之類含有豐富糖質的食物，豌豆的維他命 B_1 有助於體內的燃燒，且能將其轉變成能量。對於喜好穀類和甜食的人是不可或缺的食物。

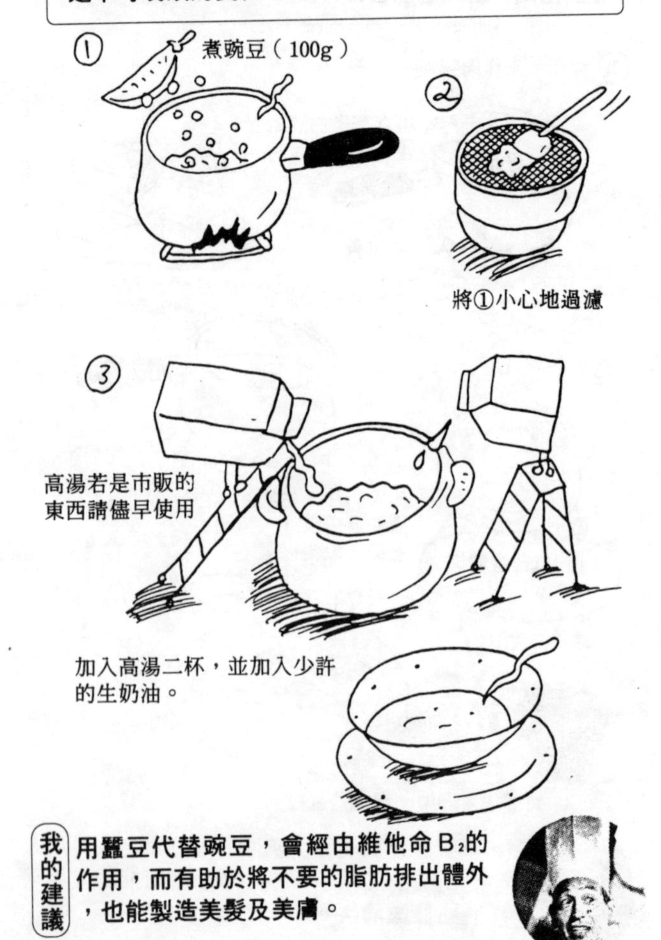

（我的建議）用蠶豆代替豌豆，會經由維他命 B_2 的作用，而有助於將不要的脂肪排出體外，也能製造美髮及美膚。

＊西洋減肥食譜⑫「朴蕈的燒烤檸檬汁」

(效用)　朴蕈是不含卡路里，營養分也很豐富，特別是對美容很好的維他命 B_2 能防止脂肪的屯積，由於能促進新陳代謝，苦惱於肥胖、膿疱、青春痘、濕疹的人最好多加食用。

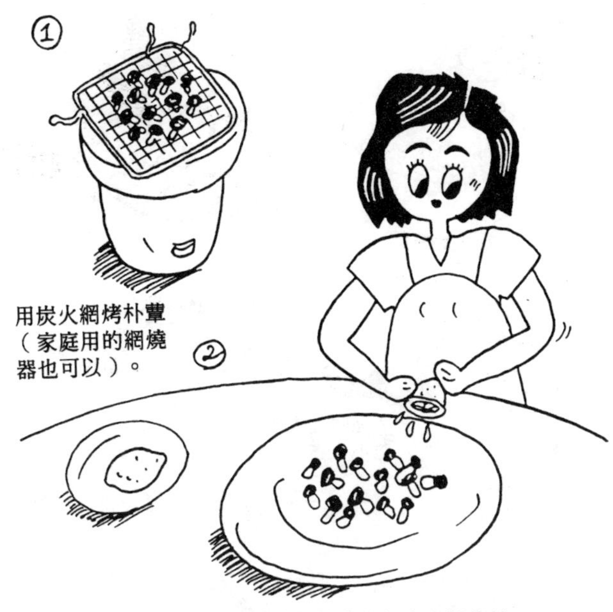

①用炭火網烤朴蕈（家庭用的網燒器也可以）。

②在燒好的朴蕈上加上大量的檸檬，趁熱食用。

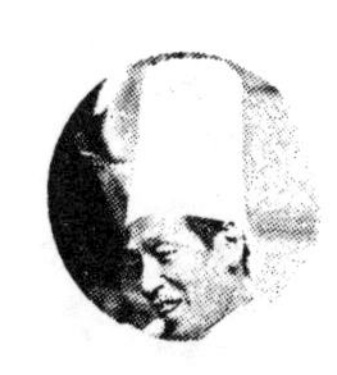

我的建議　朴蕈的代替只用香菇、松蕈等等，使用酸桔、kabose、萊姆等也很有效果。

＊西洋減肥食譜⑬「香菇海帶的萬能湯」

（效用）　香菇富含提高免疫性的成份，能防止感冒等等的感染症。而且，海帶也有治療便秘的效果。生薑對於體內內臟之機能活潑性，由於有促進出汗的成份，最適合預防肥胖。

①
乾香菇放在水中浸泡半天。
②
醬油
▲海帶２張，切成10cm左右和①一起煮

③
沸騰時加入生薑，以小火煮。

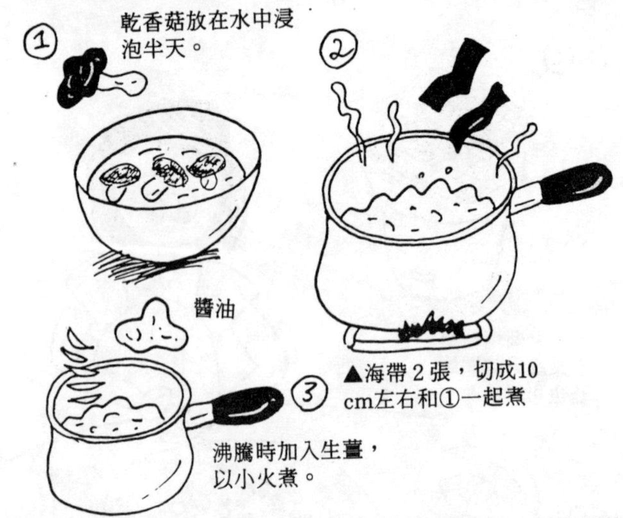

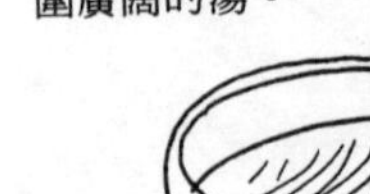

加入冬粉成中國風味的湯；加入糯米粉團就成麵疙瘩，是應用範圍廣闊的湯。

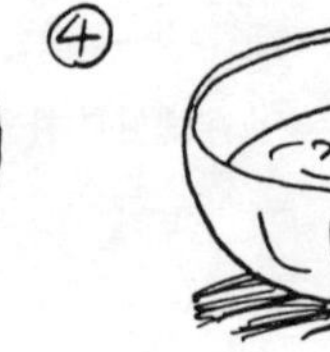

（我的建議）事先做好大量的湯，並將它分幾小份，放入冰箱冷藏，便於作出各式各樣料理的配湯。

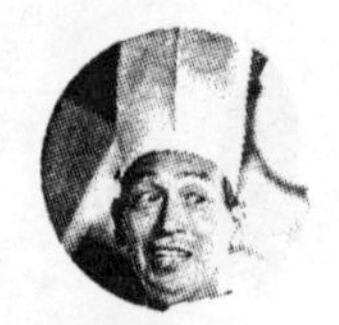

＊西洋減肥食譜⑭「蒟蒻排」

(效用)　蒟蒻是減肥不可或缺的食物，是無卡路里的食品。主要成份是gurukomanna的纖維，能吸收體內多餘的脂肪將其排泄。而且只要少量就有飽腹感之威力。

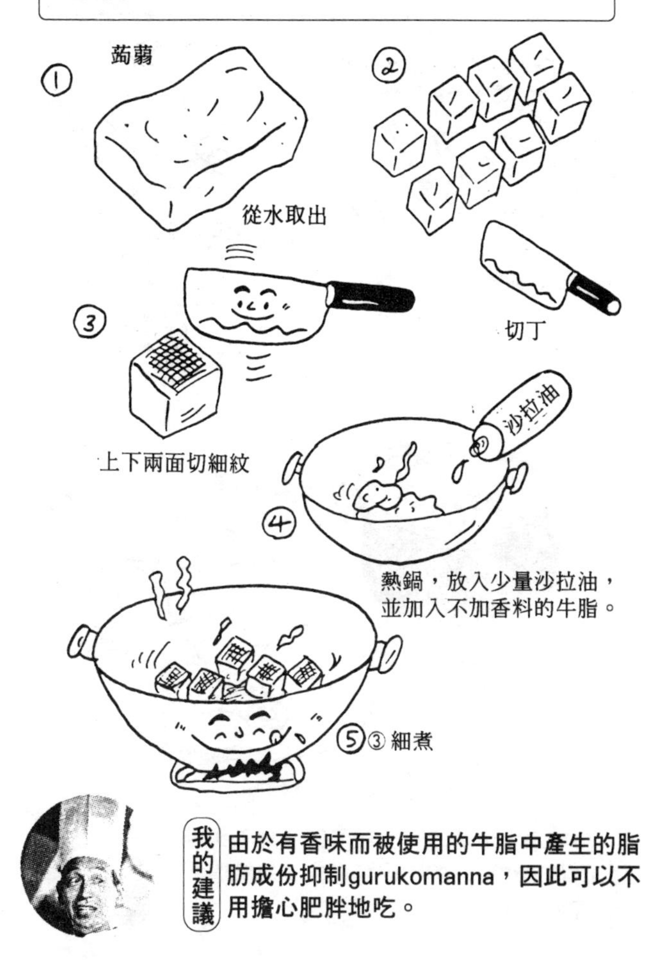

(我的建議)　由於有香味而被使用的牛脂中產生的脂肪成份抑制gurukomanna，因此可以不用擔心肥胖地吃。

＊西洋減肥食譜⑮「蒟蒻咖哩」

(效用) 蒟蒻是用來作為除去多餘的脂肪和整腸作用的食譜。即使不加入肉類已會有飽慾感，可以滿足食慾。疲勞困憊和夏天的時候，咖哩刺激的香味可以引起食慾。

① 為了使味道徹底滲透，請用手剝蒟蒻
②
熱鍋用沙拉油將①以大火炒（時間不夠就這樣，不用炒）。
③
放入肉和咖哩

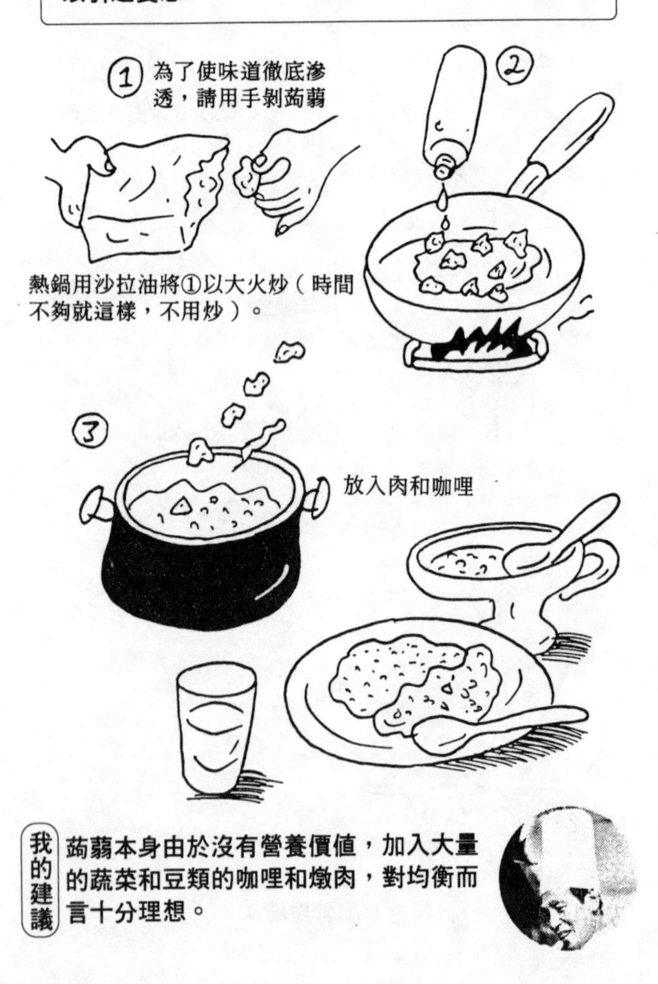

我的建議 蒟蒻本身由於沒有營養價值，加入大量的蔬菜和豆類的咖哩和燉肉，對均衡而言十分理想。

＊西洋減肥食譜⑯「甜椒團」

效用 **是具有動物性和植物性兩種蛋白質的食譜。由於絞肉的酸性化和消除甜椒的味道使得易食。豆腐的維他命B_1將成為肥胖原因的糖質在體內燃燒轉變成能量，無卡路里的虞慮。**

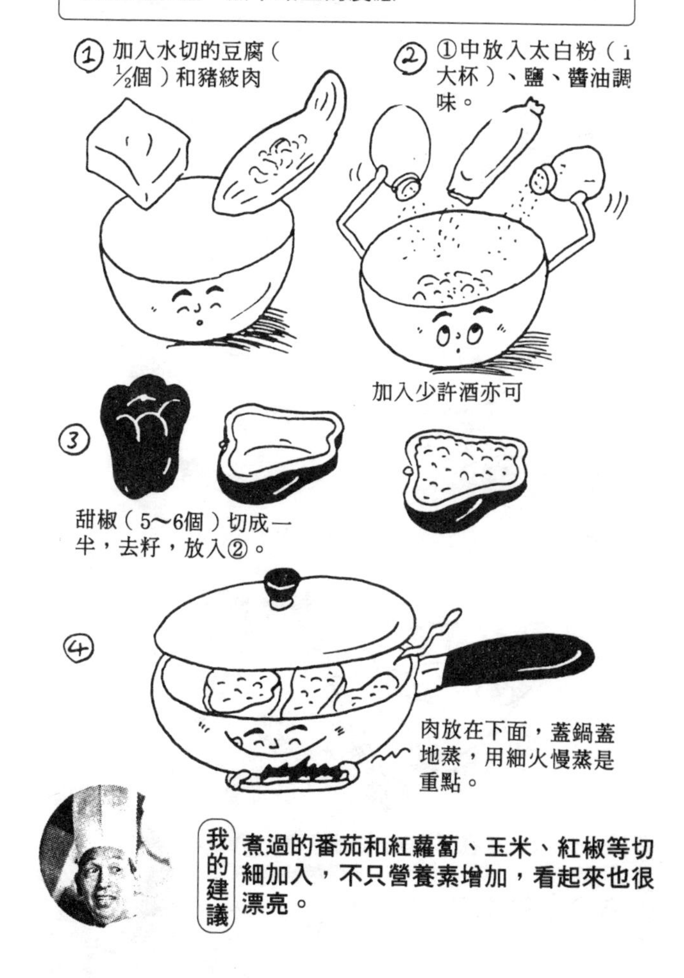

我的建議 **煮過的番茄和紅蘿蔔、玉米、紅椒等切細加入，不只營養素增加，看起來也很漂亮。**

＊西洋減肥食譜⑰「滑膩的粥」

(效用) 粥不會造成胃腸負擔，是消化非常好的食物。加入有藥效的滑粥，可治療腸和肝臟的疾病，並使其活性化。也能防止青春痘和膿疱。最近在中國也被用來作為下痢和肺結核的藥。

Suberihiyo
①
② 洗淨Suberihiyo，
並切碎
③ 米以2水3 Suberihiyo
的份量，加入大量的水。
④ 以電鍋和平常一樣地煮
，加入少許的鹽。
高湯、白魚湯等混合更好
吃

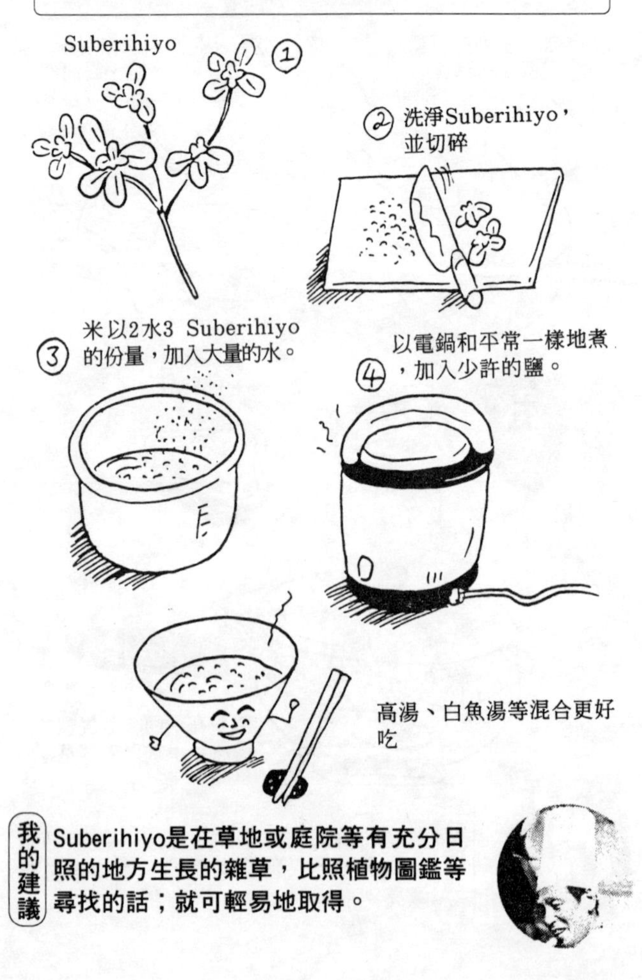

(我的建議) Suberihiyo是在草地或庭院等有充分日照的地方生長的雜草，比照植物圖鑑等尋找的話；就可輕易地取得。

＊西洋減肥食譜⑱「朝鮮人參及紅棗湯」

(效用)　朝鮮人參和紅棗都是低血壓和神經衰弱有效的生藥。而且有充實體力、氣力的作用，因此新陳代謝良好，可以平順地排出水份，血液循環也順暢。但禁止大口大口地吃。

將朝鮮人參細切，和紅棗（2～3個）一起放入煮成湯。

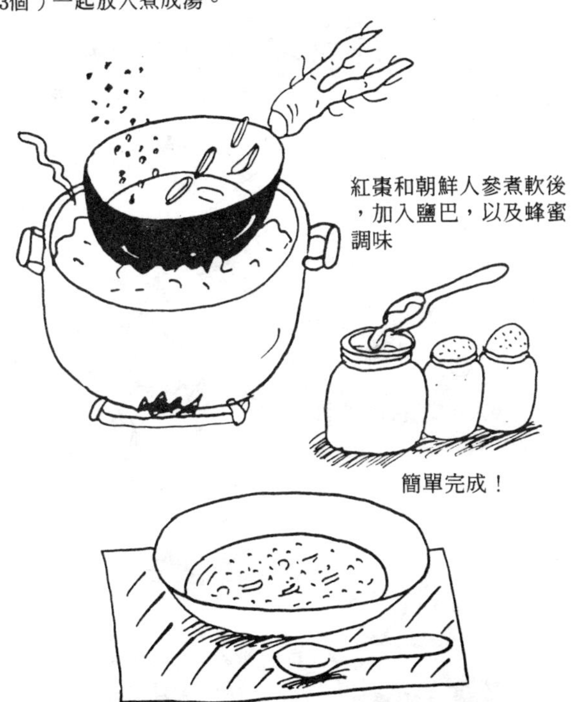

紅棗和朝鮮人參煮軟後，加入鹽巴，以及蜂蜜調味

簡單完成！

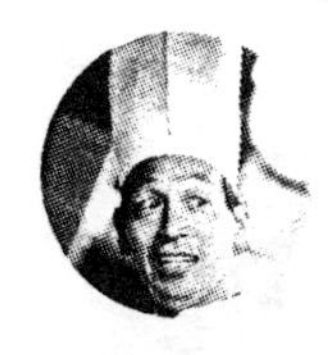

(我的建議)　原本就是為了恢復大量出血和體液消耗之後的衰弱之漢方料理。傾向於虛弱體質，浮腫、肥胖的人。

＊西洋減肥食譜⑲「甲殼豪華湯」

（效用）　蝦子和螃蟹的殼有防止成人病和解毒作用的成份，利於精神安定的鈣很豐富。而且和洋蔥一起吃，效果倍增，對於改善肥胖的發汗、利尿作用有效。

①蝦殼和蟹殼切細
②
充分的水和切細的洋蔥和芹菜一起煮
③綿布或濾網將②過濾，以鹽、醬油等喜好地調味料加入。

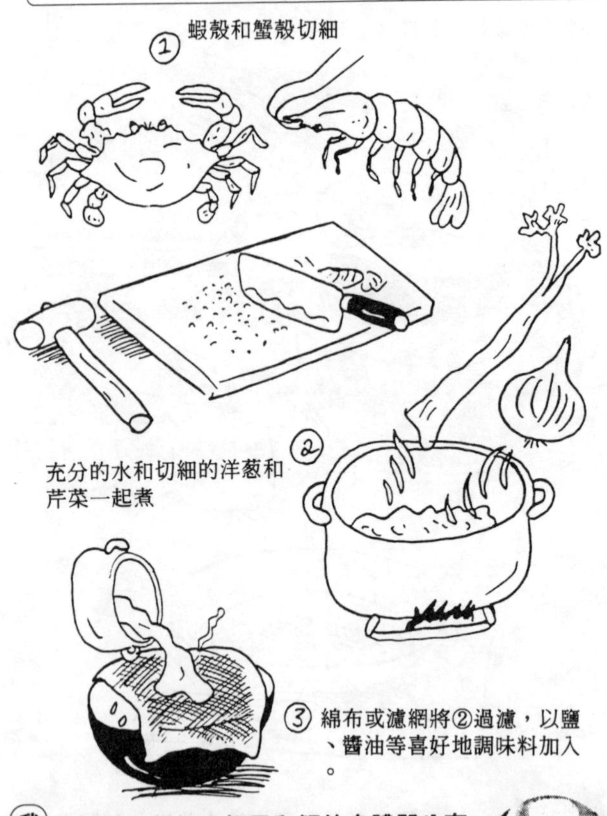

（我的建議）身體情況變好。蝦子和蟹的身體部分有高蛋白質、低脂肪，有減肥功能。

＊西洋減肥食譜⑳「蘋果乳酪」

(效用) 對於下痢和便秘，蘋果都是最好的。溶入水中的纖維非常多。其他也有促進排泄的作用。乳酪更有整腸效果。

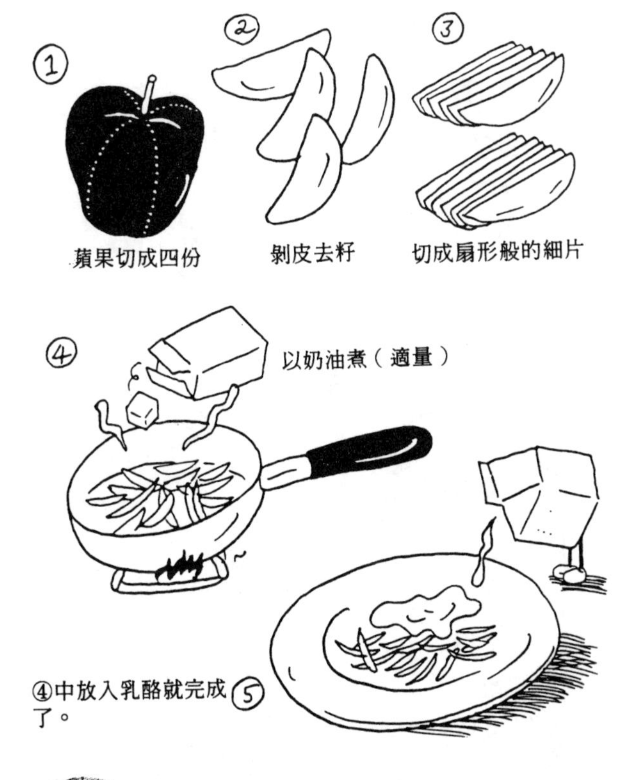

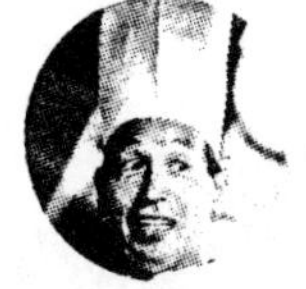

(我的建議) 乳酪中加入檸檬和蜂蜜，腸中的酵母菌之類的乳酸會倍增，也可攝取多量的維他命C。

＊西洋減肥食譜㉑「梅子醬的體力訓練」

效用　梅子對中年女性大多腹部突出的肥胖體質有效。強化肝臟功能，促進水份的代謝，改善肥胖。由於消化液的分泌有提高的效果，因此能有效地消除疲勞、整胃作用。

①
剝皮的梅（1～2公斤）放入廣口瓶中，梅子放入之後加入蜂蜜。
以紙封口，用繩子和橡皮筋綁著。
②
③
④
梅汁加水喝，若加入白蘭地的話十分美味
一個月左右將其保存在有陽光的地方。

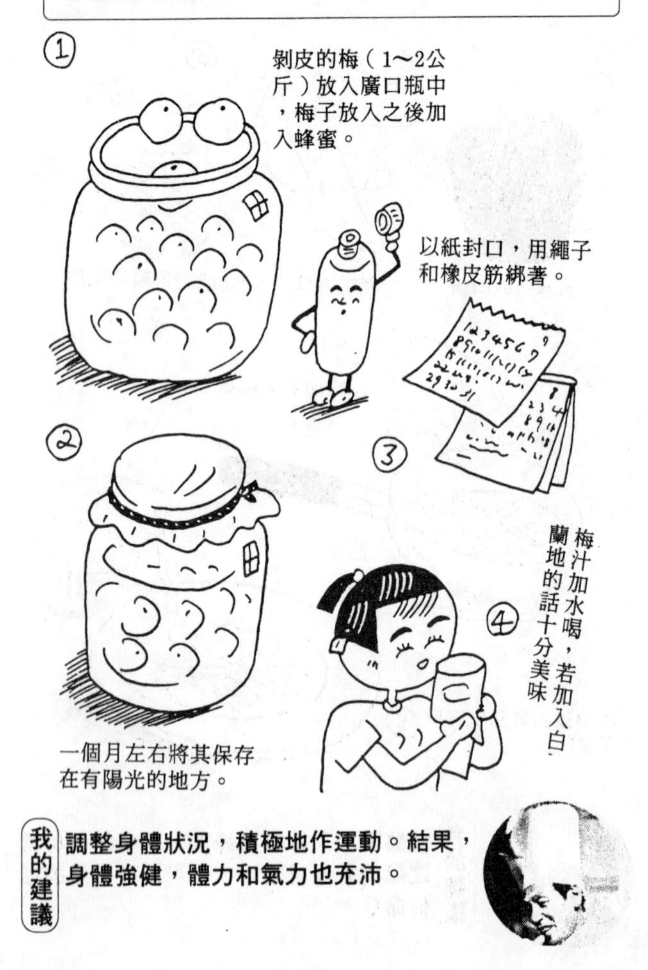

我的建議　調整身體狀況，積極地作運動。結果，身體強健，體力和氣力也充沛。

＊西洋減肥食譜㉒「三穀燕麥片」

(效用) 穀物中麵粉有強化毛細血管的蛋白質，可以補充白米和燕麥片的不足。消化好不增加胃的負擔。製造體內消費脂肪和水份的能量之食譜。

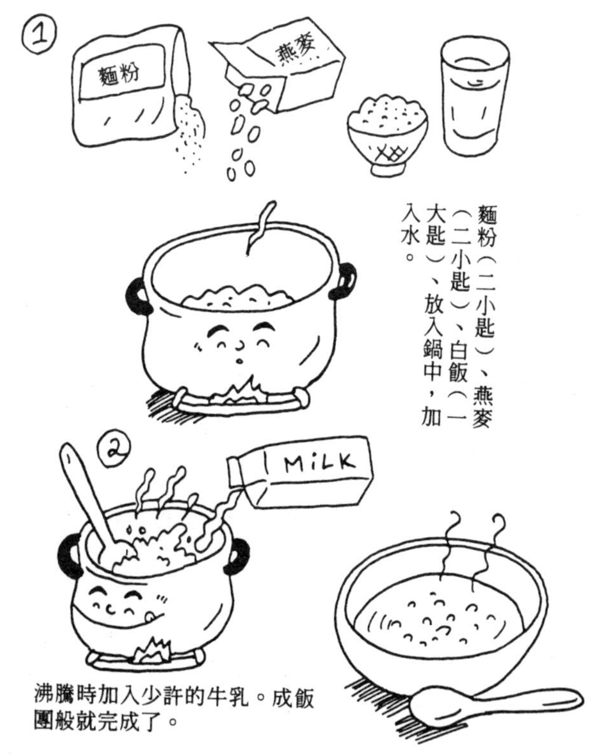

麵粉（二小匙）、燕麥（二小匙）、白飯（一大匙）、放入鍋中，加入水。

沸騰時加入少許的牛乳。成飯團般就完成了。

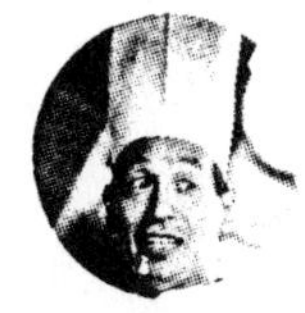

(我的建議) 前天放入薏仁一晚的湯中，薏仁加入其中，將薏仁可將消除自腰部以下的浮腫，皮膚也變得光滑。

第三章　完全變身的健康魅力學

·以改善的體質贈與你舒適的每一天

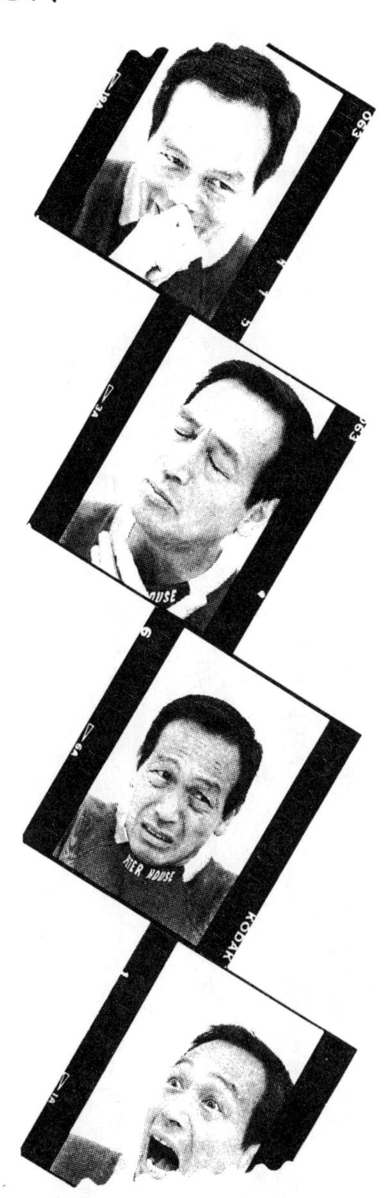

▲請搖晃你的手▼

正在閱讀此書的你請作個小測驗。

放下書，搖晃你的雙手。

搖了嗎？

當我站在被要求的講台上時，經常呼喊著：

「何不試試搖晃手部。」

搖晃有許許多多的方法。

有被要求後才開始搖晃的人，和看著周遭很多人在做才參加的。也有完全不做，遲鈍的人，更有起初不甘願搖著手的人。

各種不同的表情，立場也千變萬化。而且依地方不同，所有的每一個人也有動作快和動作慢的人。

坐著的人觀察著站在台上的我，似乎在深思般，請其上台後，似乎又明白許多事般。

以我的經驗來說，眼光閃爍著智慧的光芒，好奇心旺盛的人，立刻就開始搖手背，搖晃

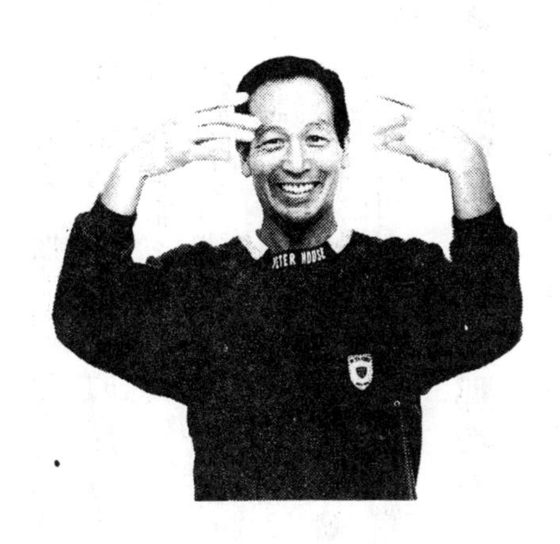

的速度也很快。左看右看求知慾慢的人，搖晃的速度也較慢，再說，有愈來愈快的人，也有始終慢慢地的人。也有慢吞吞地想著「啊！該怎麼做」的人，於是我稍微停下來講，再一次地請他們做做看。即使是動作遲鈍的人，做三次以後就會參加。至今數百次的演講中，有一位不管如何都不肯的人，他是有名的政治家。居於領導的立場，不可思議地，他在不到一個月的時間，被大家背叛，失去了領導的立場，在這個世界失縱了。

為什麼要拒絕我請求搖手之事，這和他對於是否搖手，或該怎麼樣，當時的心情有很深的關係。手部的狀態和血的流暢及腦的運動也有關連。

血液循環不好的人、經常會引起腦溢血和腦梗塞的人、理解度差的人往往手部比較硬。

苦於人際關係的人大多手比較硬，這是理所當然的事吧！這是調查過好百幾個人之後的事實。

同一個人，血液循環和理解力差的時候，腦的機能低下的時候，手部似乎也會變硬。搖晃手部之後，此人的表情會比較明亮。演講的時候輕鬆地搖晃手的人都以明亮認真的眼光看著我說話。

對於剛才「請搖手」這個呼籲，你有怎樣的反應呢？

再說，如今你是怎樣的狀態呢？

對於「何不搖搖手」這樣的呼籲，為了測量你的反應，你心中的狀況——心中贅肉的厚度——，或許可說是有一種測驗紙般的東西。

▲你的贅肉聚集在那裡▼

心中的贅肉不如身體的贅肉般，自外表就可看出。而且，心裡的贅肉就算有，不自覺的人也很多。

身體的贅肉看見了可以加以小心並且容易瘦下，心裡的贅肉，在不知不覺中也充分地附在心上，愈是贅肉愈不容易瘦下，由於自己心中根本不知有贅肉這一回事。

對自己而言，稍有無趣的事發生時，立刻將其原因歸咎到他人身上。你在發生無趣的事時，突然之間引發了自己心中的贅肉，或許也會將此怪罪在別人身上。

如果你頑強地認為是對方不好時，或許你的心中早已產生了不可恢復般的贅肉。

人類至今生存之中已在心中積存各種贅肉，卻難以注意到。

例如，被稱讚「穿著一件好襯衫耶！」的話，錯覺不是在稱讚襯衫，是在稱讚自己的人們。其實別人所稱讚的不是你本身，而是你穿著的襯衫。難道你不認為我們不可再不注意這贅肉了嗎？

自己乘坐小車，若是與相當高級的車並行，即使心裡不是滋味。相反，自己乘坐高級車時，就覺得自己很偉大，旁邊的車都覺得比不上自己的人，或許也有知道自己是否已有贅肉的必要。當你忘記自己的本質，在不知不覺中便被以物為中心的價值感所淹沒，此時的你心中便已積存了相當的贅肉，心中原有的衝勁不也喪失了嗎？

家裡富裕的人或是有祖先或親戚是有名人時，便覺十分得意，難道不曾有過嗎？

試著窺探自己心中，其中喜、怒、哀、樂、不安、寂莫、多疑、自我中心……等等贅肉可見之際，我們心中的贅肉似乎會比較薄些。

自己心中污穢的東西、醜陋的東西全無的話，只有在抬頭挺胸時，對我們的心而言是最危險的狀態。以我本身而言，經常反省難道我沒積存贅肉的狀態嗎？

在我們心中有喜有樂時，便充滿希望；有悲有恨時，便會有點沮喪。人活著或許可說是充滿希望、心情沮喪一回事。若能看清狀況不隨波逐流是最好不過了。

心中重要的運動之一在感覺自己心中的喜、哀，而在生存之中注意他人是否也如我般高興時充滿希望，悲傷時感覺沮喪。

當你想靜靜地作個深呼吸時，一觀察自己的心中，發現都是隨著喜好的人高興就高興，沮喪時便沮喪，漸漸能加以體會。

想除去心中的贅肉，就要注意我們的心必須共振共動。回到心中原本的姿態，心的運動也回復到原本的樣子。

心中贅肉一多，就難以使我們心中的運轉成重要的共振共動。

他人心中的痛苦，他人心中的苦、悲傷或是喜悅在自己的心中產生回響，作為清除贅肉的心。

▲在減肥中你變得如何？▼

去診斷思青期身心症的少女。

「為何要拒絕飲食呢？」

詢問其原因時，大多數的主因是：

「別人說○○人的屁股好大哦！」

或是——

「想穿合身的緊身褲看看！」

等等，自第三者看來「居然是小事」般感想的人很多。

但是，當事人被說「屁股很大」就如同被說「去死」般嚴重的人也很多。「能穿合身的緊身褲」快樂的比重，就好比可以「有豪華的快艇，而且可以旅行世界一周」，是一樣的，或許會更快樂數十倍也說不定。

心的領域（或是意議、無意議的領域）是他人所無法測量的世界。

而且心中的世界通常在本人身體運作，有時支配著全部的身體狀態。當然相反地身體狀

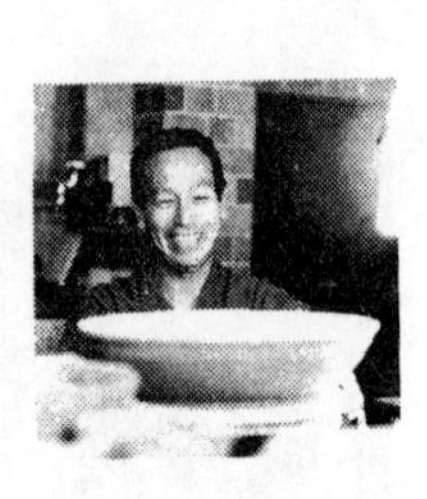
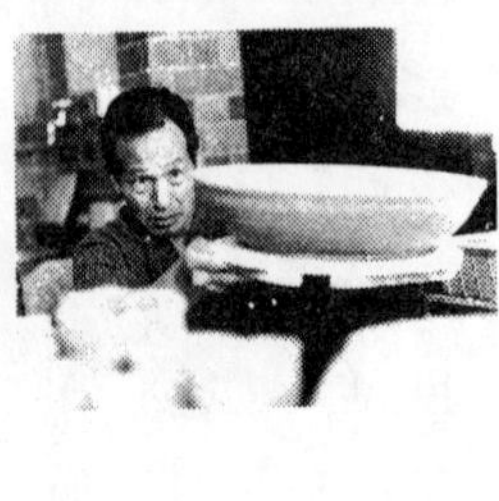
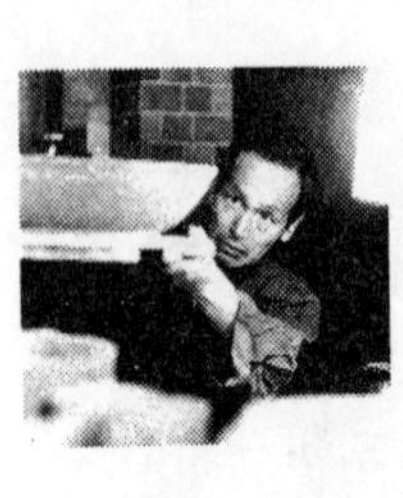

態會對心中有極大的適應度。

指尖只有一根荊刺著，到其拔掉為止，心都會變得消沈的人；牙齒和頭痛就變得心情不好而影響他人的人，對於這種事特別清楚吧！或許全不注意自己的關係吧？因為不注意便反覆地重複發生！

在重要的發表會上聲音特別大、指尖總是朝向別人的人，肉體反映出內心狀態十分清楚！

「健康的肉體」「積極的心」或是「病弱」「勇猛心」我們該如何思考肉體的問題，到底它是肉體的問題、心的問題，還是其他，心和肉體畢竟是緊緊相連在一起存在著的。解決肉體的問題時，無視內心就無法進行；考慮內心的問題時，無視肉體的關連而進行時也不行。內心和肉體看起來是兩面，但卻是一體的。

使用思春期身心症這句話是最近才有的，也是到最近肉體和內心互相配合才被參與西洋醫學的人們所理解。

一旦了解內心和身體關連的專業知識，即使我們不一一做特別的體操，也可以以自己的印象製造自己的肉體。只要對自己的肉體記住就可保持最佳狀況。這個方法有半印象法和全印象法。

半印象法是借助於人類所擁有的幻想力來控制自己本身的方法，「無論如何都這麼認為」「突然這麼幻想起來」固執地做法。

例如，「即使不作什麼封閉骨盤的體操，難道自己就瘦不下來嗎？」地幻想，這麼一來就成那樣。「即使做骨盤體操，我想我也瘦不下來」地想著，因此即使做著體操也能夠增胖。內心這麼想著，身體就會跟隨著運動。例如，早上三十秒完全在做封閉骨盤的體操，在日常無意識的動作中給與骨盤解除此體操效果的效應。而且，做著讓自己肥胖的體操，緊接著遇上了痲煩事，反而變作封閉骨盤方向效應的結果而瘦了下來。

全印象法是幻想力中充分使用智力的方法。

無論如何也不立刻地幻想，幻想上可行之事的全部流程，所有的細節將其放入心中，以「到了解細節為止」的心好好地描繪，使其深入內心。

馬拉松賽的前一天晚上，將翌日比賽展開的情景在記憶中描繪。（開始跑時在十三・五公里的上坡處有最先開始的痛苦，自己經常在十公里起到二十公里左右的上坡處有強烈的痛

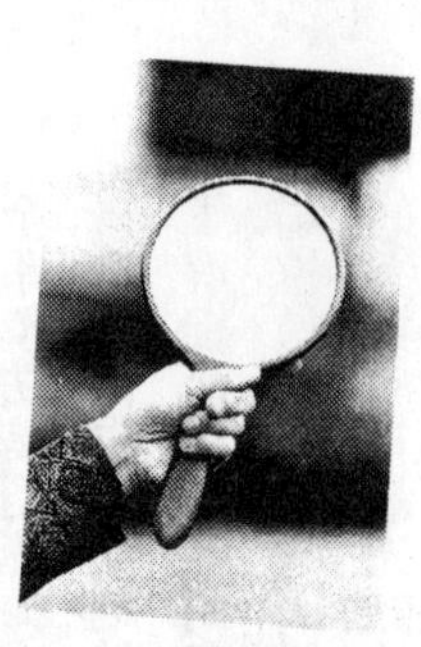

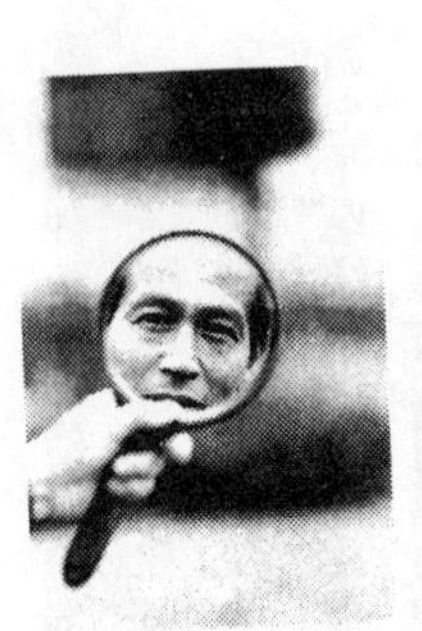

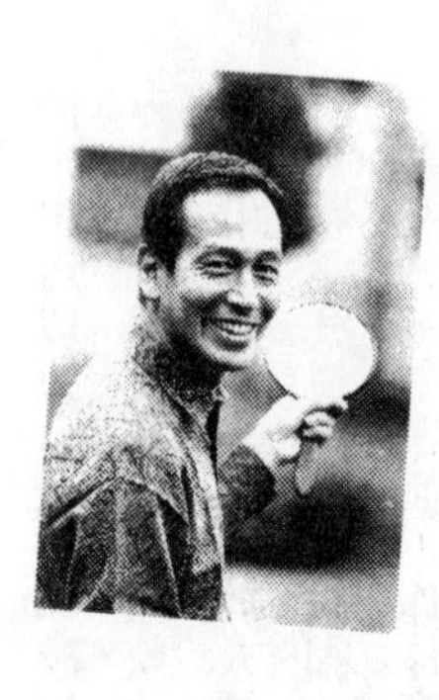

苦，擔心於速度的分配，而反倒減慢速度，就這樣地以零零亂亂的速度之狀態跑完全程。隔天就試著在上坡的½處為止叱咤風雲地激勵自己的想法來賽跑。

跑到上坡⅔左右為止處，右手邊可看見紅色的屋頂，到紅色屋頂處就鼓勵自己再努力到⅔處，如此一來就會形成此心情了！當你自己可以清楚地看到紅色的屋頂時，便一面想自己以輕鬆的心情在屋旁跑著……）以這樣的情形、自己身體的狀態、意識的樣子、心裡的狀況、幻想力的作用來模擬全部的過程。

把積極、果敢、明朗的自己細細地幻想而窺探賽跑，便可如此這般地展開賽跑。

就這樣的幻想自己的未來，而一一地將事情解決的方法，我將它命名為全印象法。

若是使用全印象法和半印象法，便可自由自在地減胖、增瘦了。

▲願望必定會實現的川津極意▼

我們往往會到最後看輕自己的力量，而反讓內心完全無法轉換能量。如果可以清楚地感覺到此能量的存在，應該可以使用無限的力量。

因此，如果可以將心裡的能量好好地分配使用，只有如此才是自由自在增胖減瘦的方法，也才是初步之初步。請留心那些十分無益，而且是多此一舉的使用方法。

我們利用自己內心的能量，將可以把自己的人生與其存在大大地轉換，而且，經由此事別人的人生也明亮、開朗、健康地可以往充滿光亮的方向牽引而去。

而且我們的內心中有推動事物的力量，製造事物的力量。

心中有「製造事物的力量」，或許有人會誤解為在全無的空中可以取得真珠、黃金和佛像的力量也說不定（事實上有這種能力的人在廣闊的世上或許真有，但是我本身卻不認為這件事有多棒、有多美好）。

但是我想說是，如今在我們身邊的事物非常多，由於大部分是以往在人類心中的東西，而產生出人內心的作用。

飛機、船隻、電車、汽車、鋼筆、橡皮擦、鉛筆、紙張都是從前有「若有這樣的東西該是令人多麼興奮、也會變得十分便利」的願望，作為希望地存在心中、藏在夢裡罷了。

我們心中只想著「有這樣的東西該多好！」而已，卻已擁有產生此物超級的力量。

但是，可惜的是我們心中產生的東西都只是「便利的東西」、「快樂的東西」、「好的東西」而已。

能夠蒸發地球的炸彈、許多的武器、強力的武器。從此產生力量薄弱、沒有力量的人所苦惱的東西。

這就是「物」在我們心中的存在就這麼地反映出來，就這麼期望的產生。好的東西和同樣不好的東西，快樂的東西和同樣地悲傷的東西產生，也是由於事物和內心的關連之構造。

如今我們的願望被所有「形」的多數便利東西所包圍，而快樂地過著從前人類的歷史中所沒有的豐裕生活。

但是，另一方面，滅亡自己所有的可能性也一天天地大增。

我們將滅亡的模式做成「突然的核子戰爭爆發」或是「臭氧層的破壞」、或是「異常的氣象」、「生物工藝學技術的恣意妄行」、「破壞森林使其無法供給氧氣」或是……並不一定會決定在那一種方法上。

在未決定的姿態下，以任何一種皆可使用般，或是許許多多的東西加以組合地使用般而進行準備。

我們進行此準備時，不管是那一個大國的領導者，逝世的商人，只有自己才是被害者。但是，這些效用和我們心中的贅肉製造出的極小之不協和者的堆積結合，引起大波動，難道是和開始覆蓋地球全無關係呢？難道不能這樣想嗎？

如今我們被問及的是，難道不是使肉中脂肪稍微薄些，肉體的比重再稍加和水貼近，使心中積存的贅肉漸漸脫落？

放下筆，我不得不更加祈禱比你心中更「簡素」的方向。

在當你將心中的贅肉全部清除而轉向簡素的過程中，你的心中難道不會覺得安詳，而祈禱給予所有的人感謝與愛。

從恢復原本姿態的你之中所散發的光芒，照亮了你周遭的人們，使地球甦醒，將這個世界中生存著所有的人導向明亮的方向。

大展出版社有限公司	圖書目錄
地址：台北市北投區11204 致遠一路二段12巷1號 郵撥： 0166955～1	電話：（02）8236031 8236033 傳眞：（02）8272069

・法律專欄連載・ 電腦編號58

台大法學院 法律學系／策劃 法律服務社／編著

①別讓您的權利睡著了①		180元
②別讓您的權利睡著了②		180元

・婦 幼 天 地・ 電腦編號16

①八萬人減肥成果	黃靜香譯	150元
②三分鐘減肥體操	楊鴻儒譯	130元
③窈窕淑女美髮秘訣	柯素娥譯	130元
④使妳更迷人	成　玉譯	130元
⑤女性的更年期	官舒妍編譯	130元
⑥胎內育兒法	李玉瓊編譯	120元
⑦愛與學習	蕭京凌編譯	120元
⑧初次懷孕與生產	婦幼天地編譯組	180元
⑨初次育兒12個月	婦幼天地編譯組	180元
⑩斷乳食與幼兒食	婦幼天地編譯組	180元
⑪培養幼兒能力與性向	婦幼天地編譯組	180元
⑫培養幼兒創造力的玩具與遊戲	婦幼天地編譯組	180元
⑬幼兒的症狀與疾病	婦幼天地編譯組	180元
⑭腿部苗條健美法	婦幼天地編譯組	150元
⑮女性腰痛別忽視	婦幼天地編譯組	130元
⑯舒展身心體操術	李玉瓊編譯	130元
⑰三分鐘臉部體操	趙薇妮著	120元
⑱生動的笑容表情術	趙薇妮著	120元

・青 春 天 地・ 電腦編號17

①A血型與星座	柯素娥編譯	120元
②B血型與星座	柯素娥編譯	120元
③O血型與星座	柯素娥編譯	120元
④AB血型與星座	柯素娥編譯	120元

⑤青春期性教室 呂貴嵐編譯 130元
⑥事半功倍讀書法 王毅希編譯 130元
⑦難解數學破題 宋釗宜編譯 130元
⑧速算解題技巧 宋釗宜編譯 130元
⑨小論文寫作秘訣 林顯茂編譯 120元
⑩視力恢復！超速讀術 江錦雲譯 130元
⑪中學生野外遊戲 熊谷康編著 120元
⑫恐怖極短篇 柯素娥編譯 130元
⑬恐怖夜話 小毛驢編譯 130元
⑭恐怖幽默短篇 小毛驢編譯 120元
⑮黑色幽默短篇 小毛驢編譯 120元
⑯靈異怪談 小毛驢編譯 130元
⑰錯覺遊戲 小毛驢編譯 130元
⑱整人遊戲 小毛驢編譯 120元
⑲有趣的超常識 柯素娥編譯 130元
⑳哦！原來如此 林慶旺編譯 130元
㉑趣味競賽100種 劉名揚編譯 120元
㉒數學謎題入門 宋釗宜編譯 150元
㉓數學謎題解析 宋釗宜編譯 150元
㉔透視男女心理 林慶旺編譯 120元
㉕少女情懷的自白 李桂蘭編譯 120元
㉖由兄弟姊妹看命運 李玉瓊編譯 130元

•心靈雅集• 電腦編號00

①禪言佛語看人生 松濤弘道著 150元
②禪密教的奧秘 葉逯謙譯 120元
③觀音大法力 田口日勝著 120元
④觀音法力的大功德 田口日勝著 120元
⑤達摩禪106智慧 劉華亭編譯 150元
⑥有趣的佛教研究 葉逯謙編譯 120元
⑦夢的開運法 蕭京凌譯 130元
⑧禪學智慧 柯素娥編譯 130元
⑨女性佛教入門 許俐萍譯 110元
⑩佛像小百科 心靈雅集編譯組 130元
⑪佛教小百科趣談 心靈雅集編譯組 120元
⑫佛教小百科漫談 心靈雅集編譯組 150元
⑬佛教知識小百科 心靈雅集編譯組 150元
⑭佛學名言智慧 松濤弘道著 180元
⑮釋迦名言智慧 松濤弘道著 180元
⑯活人禪 平田精耕著 120元

⑰坐禪入門	柯素娥編譯	120元
⑱現代禪悟	柯素娥編譯	130元
⑲道元禪師語錄	心靈雅集編譯組	130元
⑳佛學經典指南	心靈雅集編譯組	130元
㉑何謂「生」 阿含經	心靈雅集編譯組	130元
㉒一切皆空 般若心經	心靈雅集編譯組	130元
㉓超越迷惘 法句經	心靈雅集編譯組	130元
㉔開拓宇宙觀 華嚴經	心靈雅集編譯組	130元
㉕真實之道 法華經	心靈雅集編譯組	130元
㉖自由自在 涅槃經	心靈雅集編譯組	130元
㉗沈默的教示 維摩經	心靈雅集編譯組	130元
㉘開通心眼 佛語佛戒	心靈雅集編譯組	130元
㉙揭秘寶庫 密教經典	心靈雅集編譯組	130元
㉚坐禪與養生	廖松濤譯	110元
㉛釋尊十戒	柯素娥編譯	120元
㉜佛法與神通	劉欣如編著	120元
㉝悟（正法眼藏的世界）	柯素娥編譯	120元
㉞只管打坐	劉欣如編譯	120元
㉟喬答摩・佛陀傳	劉欣如編著	120元
㊱唐玄奘留學記	劉欣如編譯	120元
㊲佛教的人生觀	劉欣如編譯	110元
㊳無門關（上卷）	心靈雅集編譯組	150元
㊴無門關（下卷）	心靈雅集編譯組	150元

・經 營 管 理・ 電腦編號01

◎創新經營六十六大計（精）	蔡弘文編	780元
①如何獲取生意情報	蘇燕謀譯	110元
②經濟常識問答	蘇燕謀譯	130元
③股票致富68秘訣	簡文祥譯	100元
④台灣商戰風雲錄	陳中雄著	120元
⑤推銷大王秘錄	原一平著	100元
⑥新創意・賺大錢	王家成譯	90元
⑦工廠管理新手法	琪 輝著	120元
⑧奇蹟推銷術	蘇燕謀譯	100元
⑨經營參謀	柯順隆譯	120元
⑩美國實業24小時	柯順隆譯	80元
⑪撼動人心的推銷法	原一平著	120元
⑫高竿經營法	蔡弘文編	120元
⑬如何掌握顧客	柯順隆譯	150元
⑭一等一賺錢策略	蔡弘文編	120元

⑮世界經濟戰爭	約翰・渥洛諾夫著	120元
⑯成功經營妙方	鐘文訓著	120元
⑰一流的管理	蔡弘文編	150元
⑱外國人看中韓經濟	劉華亭譯	150元
⑲企業不良幹部群相	琪輝編著	120元
⑳突破商場人際學	林振輝編著	90元
㉑無中生有術	琪輝編著	140元
㉒如何使女人打開錢包	林振輝編著	100元
㉓操縱上司術	邑井操著	90元
㉔小公司經營策略	王嘉誠著	100元
㉕成功的會議技巧	鐘文訓編譯	100元
㉖新時代老闆學	黃柏松編著	100元
㉗如何創造商場智囊團	林振輝編譯	150元
㉘十分鐘推銷術	林振輝編譯	120元
㉙五分鐘育才	黃柏松編譯	100元
㉚成功商場戰術	陸明編譯	100元
㉛商場談話技巧	劉華亭編譯	120元
㉜企業帝王學	鐘文訓譯	90元
㉝自我經濟學	廖松濤編譯	100元
㉞一流的經營	陶田生編著	120元
㉟女性職員管理術	王昭國編譯	120元
㊱ＩＢＭ的人事管理	鐘文訓編譯	150元
㊲現代電腦常識	王昭國編譯	150元
㊳電腦管理的危機	鐘文訓編譯	120元
㊴如何發揮廣告效果	王昭國編譯	150元
㊵最新管理技巧	王昭國編譯	150元
㊶一流推銷術	廖松濤編譯	120元
㊷包裝與促銷技巧	王昭國編譯	130元
㊸企業王國指揮塔	松下幸之助著	120元
㊹企業精銳兵團	松下幸之助著	120元
㊺企業人事管理	松下幸之助著	100元
㊻華僑經商致富術	廖松濤編譯	130元
㊼豐田式銷售技巧	廖松濤編譯	120元
㊽如何掌握銷售技巧	王昭國編著	130元
㊾一分鐘推銷員	廖松濤譯	90元
㊿洞燭機先的經營	鐘文訓編譯	150元
51ＩＢＭ成功商法	巴克・羅傑斯著	130元
52新世紀的服務業	鐘文訓編譯	100元
53成功的領導者	廖松濤編譯	120元
54女推銷員成功術	李玉瓊編譯	130元

(55)ＩＢＭ人才培育術	鐘文訓編譯	100元
(56)企業人自我突破法	黃琪輝編著	150元
(57)超級經理人	羅拔・海勒著	100元
(58)財富開發術	蔡弘文編著	130元
(59)成功的店舖設計	鐘文訓編著	150元
(60)靈巧者成功術	鐘文訓編譯	150元
(61)企管回春法	蔡弘文編著	130元
(62)小企業經營指南	鐘文訓編譯	100元
(63)商場致勝名言	鐘文訓編譯	150元
(64)迎接商業新時代	廖松濤編譯	100元
(65)透視日本企業管理	廖松濤　譯	100元
(66)新手股票投資入門	何朝乾　編	150元
(67)上揚股與下跌股	何朝乾編譯	150元
(68)股票速成學	何朝乾編譯	180元
(69)理財與股票投資策略	黃俊豪編著	180元
(70)黃金投資策略	黃俊豪編著	180元
(71)厚黑管理學	廖松濤編譯	150元
(72)股市致勝格言	呂梅莎編譯	180元
(73)透視西武集團	林谷燁編譯	150元
(74)推銷改變我的一生	柯素娥　譯	120元
(75)推銷始於被拒	盧媚璟　譯	120元
(76)巡迴行銷術	陳蒼杰譯	150元
(77)推銷的魔術	王嘉誠譯	120元
(78)60秒指導部屬	周蓮芬編譯	150元
(79)精銳女推銷員特訓	李玉瓊編譯	130元
(80)企劃、提案、報告圖表的技巧	鄭　汶　譯	180元
(81)海外不動產投資	許達守編譯	150元
(82)八百件的世界策略	李玉瓊譯	150元
(83)服務業品質管理	吳宜芬譯	180元
(84)零庫存銷售	黃東謙編譯	150元
(85)三分鐘推銷管理	劉名揚編譯	150元
(86)推銷大王奮鬥史	原一平著	150元

・成功寶庫・　電腦編號02

①上班族交際術	江森滋著	100元
②拍馬屁訣竅	廖玉山編譯	110元
③一分鐘適應法	林曉陽譯	90元
④聽話的藝術	歐陽輝編譯	110元
⑤人心透視術	多湖輝著	100元
⑥克服逆境的智慧	廖松濤　譯	100元

⑦不可思議的人性心理	多湖輝　著	120元
⑧成功的人生哲學	劉明和　譯	110元
⑨求職轉業成功術	陳　義編著	110元
⑩上班族禮儀	廖玉山編著	120元
⑪接近心理學	李玉瓊編著	100元
⑫創造自信的新人生	廖松濤編著	120元
⑬卡耐基的人生指南	林曉鐘編譯	120元
⑭上班族如何出人頭地	廖松濤編著	100元
⑮神奇瞬間瞑想法	廖松濤編譯	100元
⑯人生成功之鑰	楊意苓編著	150元
⑰當一個享受成功的人	戴恆雄編著	100元
⑱潛在心理術	多湖輝　著	100元
⑲給企業人的諍言	鐘文訓編著	120元
⑳企業家自律訓練法	陳　義編譯	100元
㉑上班族妖怪學	廖松濤編著	100元
㉒猶太人縱橫世界的奇蹟	孟佑政編著	110元
㉓訪問推銷術	黃靜香編著	130元
㉔改運的秘訣	吳秀美　譯	120元
㉕你是上班族中強者	嚴思圖編著	100元
㉖向失敗挑戰	黃靜香編著	100元
㉗成功心理學	陳蒼杰　譯	100元
㉘墨菲成功定律	吳秀美　譯	130元
㉙機智應對術	李玉瓊編著	130元
㉚成功頓悟100則	蕭京凌編譯	110元
㉛掌握好運100則	蕭京凌編譯	110元
㉜知性幽默	李玉瓊編譯	130元
㉝熟記對方絕招	黃靜香編譯	100元
㉞男性成功秘訣	陳蒼杰編譯	130元
㉟超越巔峯者	C・加菲爾德著	130元
㊱業務員成功秘方	李玉瓊編著	120元
㊲察言觀色的技巧	劉華亭編著	130元
㊳一流領導力	施義彥編譯	120元
㊴一流說服力	李玉瓊編著	130元
㊵30秒鐘推銷術	廖松濤編譯	120元
㊶猶太成功商法	周蓮芬編譯	120元
㊷尖端時代行銷策略	陳蒼杰編著	100元
㊸顧客管理學	廖松濤編著	100元
㊹如何使對方說Yes	程　羲編著	150元
㊺如何提高工作效率	劉華亭編著	150元
㊻企業戰術必勝法	黃靜香編著	130元

㊼上班族口才學	楊鴻儒譯	120元
㊽上班族新鮮人須知	程　羲編著	120元
㊾如何左右逢源	程　羲編著	130元
㊿語言的心理戰	多湖輝著	130元
51扣人心弦演說術	劉名揚編著	120元
52八面玲瓏成功術	陳　羲譯	130元
53如何增進記憶力、集中力	廖松濤譯	130元
54頂尖領導人物	陳蒼杰譯	120元
55性惡企業管理學	陳蒼杰譯	130元
56自我啟發200招	楊鴻儒編著	150元
57做個傑出女職員	劉名揚編著	130元
58靈活的集團營運術	楊鴻儒編著	120元
59必勝交涉強化法	陳蒼杰譯	120元
60個案研究活用法	楊鴻儒編著	130元
61企業教育訓練遊戲	楊鴻儒編著	120元
62管理者的智慧	程　義編譯	130元
63做個佼佼管理者	馬筱莉編譯	130元
64智慧型說話技巧	沈永嘉編譯	130元
65歌德人生箴言	沈永嘉編譯	150元
66活用佛學於經營	松濤弘道著	150元
67活用禪學於企業	柯素娥編譯	130元
68詭辯的智慧	沈永嘉編譯	130元
69幽默詭辯術	廖玉山編譯	130元
70拿破崙智慧箴言	柯素娥編譯	130元
71自我培育・超越	蕭京凌編譯	150元
72深層心理術	多湖輝著	130元
73深層語言術	多湖輝著	130元
74時間即一切	沈永嘉編譯	130元
75自我脫胎換骨	柯素娥譯	150元
76贏在起跑點——人才培育鐵則	楊鴻儒編譯	150元
77做一枚活棋	李玉瓊編譯	130元
78面試成功戰略	柯素娥編譯	130元
79自我介紹與社交禮儀	柯素娥編譯	130元
80說NO的技巧	廖玉山編譯	130元
81瞬間攻破心防法	廖玉山編譯	120元
82改變一生的名言	李玉瓊編譯	130元
83性格性向創前程	楊鴻儒編譯	130元
84訪問行銷新竅門	廖玉山編譯	150元
85無所不達的推銷話術	李玉瓊編譯	元

・處世智慧・ 電腦編號03

①如何改變你自己	陸明編譯	90元
②人性心理陷阱	多湖輝著	90元
③面對面的心理戰術	多湖輝著	90元
④幽默說話術	林振輝編譯	120元
⑤讀書36計	黃柏松編譯	110元
⑥靈感成功術	譚繼山編譯	80元
⑦如何使人對你好感	張文志譯	110元
⑧扭轉一生的五分鐘	黃柏松編譯	100元
⑨知人、知面、知其心	林振輝譯	110元
⑩現代人的詭計	林振輝譯	100元
⑪怎樣突破人性弱點	摩　根著	90元
⑫如何利用你的時間	蘇遠謀譯	80元
⑬口才必勝術	黃柏松編譯	120元
⑭女性的智慧	譚繼山編譯	90元
⑮如何突破孤獨	張文志編譯	80元
⑯人生的體驗	陸明編譯	80元
⑰微笑社交術	張芳明譯	90元
⑱幽默吹牛術	金子登著	90元
⑲攻心說服術	多湖輝著	100元
⑳當機立斷	陸明編譯	70元
㉑勝利者的戰略	宋恩臨編譯	80元
㉒如何交朋友	安紀芳編著	70元
㉓鬥智奇謀（諸葛孔明兵法）	陳炳崑著	70元
㉔慧心良言	亦　奇著	80元
㉕名家慧語	蔡逸鴻主編	90元
㉖金色的人生	皮爾著	80元
㉗稱霸者啟示金言	黃柏松編譯	90元
㉘如何發揮你的潛能	陸明編譯	90元
㉙女人身態語言學	李常傳譯	100元
㉚摸透女人心	張文志譯	90元
㉛現代戀愛秘訣	王家成譯	70元
㉜給女人的悄悄話	妮倩編譯	90元
㉝行為語言的奧秘	歆夫編譯	110元
㉞如何開拓快樂人生	陸明編譯	90元
㉟驚人時間活用法	鐘文訓譯	80元
㊱成功的捷徑	鐘文訓譯	70元
㊲幽默逗笑術	林振輝著	120元
㊳活用血型讀書法	陳炳崑譯	80元

㊴心　燈	葉于模著	100元
㊵當心受騙	林顯茂譯	90元
㊶心・體・命運	蘇燕謀譯	70元
㊷如何使頭腦更敏銳	陸明編譯	70元
㊸宮本武藏五輪書金言錄	宮本武藏著	100元
㊹厚黑說服術	多湖輝著	90元
㊺勇者的智慧	黃柏松編譯	80元
㊻善意的心理騙術	多湖輝著	75元
㊼成熟的愛	林振輝譯	120元
㊽現代女性駕馭術	蔡德華著	90元
㊾禁忌遊戲	酒井潔著	90元
㊿自我表現術	多湖輝著	100元
51女性的魅力・年齡	廖玉山譯	90元
52摸透男人心	劉華亭編譯	80元
53如何達成願望	謝世輝著	90元
54創造奇蹟的「想念法」	謝世輝著	90元
55創造成功奇蹟	謝世輝著	90元
56男女幽默趣典	劉華亭譯	90元
57幻想與成功	廖松濤譯	80元
58反派角色的啟示	廖松濤編譯	70元
59現代女性須知	劉華亭編著	75元
60一分鐘記憶術	廖玉山譯	90元
61機智說話術	劉華亭編譯	100元
62如何突破內向	姜倩怡編譯	110元
63扭轉自我的信念	黃　翔編譯	100元
64讀心術入門	王家成編譯	100元
65如何解除內心壓力	林美羽編著	110元
66取信於人的技巧	多湖輝著	110元
67如何培養堅強的自我	林美羽編著	90元
68自我能力的開拓	卓一凡編著	110元
69求職的藝術	吳秀美編譯	100元
70縱橫交涉術	嚴思圖編著	90元
71如何培養妳的魅力	劉文珊編著	90元
72魅力的力量	姜倩怡編著	90元
73金錢心理學	多湖輝著	100元
74語言的圈套	多湖輝著	110元
75個性膽怯者的成功術	廖松濤編譯	100元
76人性的光輝	文可式編著	90元
77如何建立自信心	諾曼・比爾著	90元
78驚人的速讀術	鐘文訓編譯	90元

⑲培養靈敏頭腦秘訣	廖玉山編著	90元
⑳夜晚心理術	鄭秀美編譯	80元
㉑如何做個成熟的女性	李玉瓊編著	80元
㉒現代女性成功術	劉文珊編著	90元
㉓成功說話技巧	梁惠珠編譯	100元
㉔人生的真諦	鐘文訓編譯	100元
㉕妳是人見人愛的女孩	廖松濤編著	120元
㉖精神緊張速解法	F・查爾斯著	90元
㉗指尖・頭腦體操	蕭京凌編譯	90元
㉘電話應對禮儀	蕭京凌編著	90元
㉙自我表現的威力	廖松濤編譯	100元
㉚名人名語啟示錄	喬家楓編著	100元
㉛男與女的哲思	程鐘梅編譯	110元
㉜靈思慧語	牧　風著	110元
㉝心靈夜語	牧　風著	100元
㉞激盪腦力訓練	廖松濤編譯	100元
㉟三分鐘頭腦活性法	廖玉山編譯	110元
㊱星期一的智慧	廖玉山編譯	100元
㊲溝通說服術	賴文琇編譯	100元
㊳超速讀超記憶法	廖松濤編譯	120元

・健康與美容・　電腦編號04

①B型肝炎預防與治療	曾慧琪譯	130元
②胃部強健法	陳炳崑譯	90元
③媚酒傳（中國王朝秘酒）	陸明主編	120元
④藥酒與健康果菜汁	成玉主編	150元
⑤中國回春健康術	蔡一藩著	100元
⑥奇蹟的斷食療法	蘇燕謀譯	110元
⑦中國內功健康法	張惠珠著	100元
⑧健美食物法	陳炳崑譯	100元
⑨驚異的漢方療法	唐龍編著	90元
⑩不老強精食	唐龍編著	100元
⑪經脈美容法	月乃桂子著	90元
⑫五分鐘跳繩健身法	蘇明達譯	100元
⑬睡眠健康法	王家成譯	80元
⑭你就是名醫	張芳明譯	90元
⑮如何保護你的眼睛	蘇燕謀譯	70元
⑯自我指壓術	今井義睛著	120元
⑰室內身體鍛鍊法	陳炳崑譯	100元
⑱飲酒健康法	J・亞當姆斯著	100元

⑲釋迦長壽健康法	譚繼山譯	90元
⑳腳部按摩健康法	譚繼山譯	120元
㉑自律健康法	蘇明達譯	90元
㉒壓力的預防與治療	柯素娥譯	120元
㉓身心保健座右銘	張仁福著	160元
㉔腦中風家庭看護與運動治療	林振輝譯	100元
㉕秘傳醫學人相術	成玉主編	120元
㉖導引術入門(1)治療慢性病	成玉主編	90元
㉗導引術入門(2)健康・美容	成玉主編	110元
㉘導引術入門(3)身心健康法	成玉主編	110元
㉙妙用靈藥・蘆薈	李常傳譯	90元
㉚萬病回春百科	吳通華著	150元
㉛初次懷孕的10個月	成玉編譯	100元
㉜中國秘傳氣功治百病	陳炳崑編譯	130元
㉝蘆薈治萬病	李常傳譯	<售缺>
㉞仙人成仙術	陸明編譯	100元
㉟仙人長生不老學	陸明編譯	100元
㊱釋迦秘傳米粒刺激法	鐘文訓譯	120元
㊲痔・治療與預防	陸明編譯	130元
㊳自我防身絕技	陳炳崑編譯	120元
㊴運動不足時疲勞消除法	廖松濤譯	110元
㊵三溫暖健康法	鐘文訓編譯	90元
㊶癌症早期檢查法	廖松濤譯	120元
㊷維他命C新效果	鐘文訓譯	90元
㊸維他命與健康	鐘文訓譯	120元
㊹秘法！超級仙術入門	陸明編譯	100元
㊺森林浴一綠的健康法	劉華亭編譯	80元
㊻四季色彩美容學	吳秀美譯	120元
㊼導引術入門(4)酒浴健康法	成玉主編	90元
㊽導引術入門(5)不老回春法	成玉主編	90元
㊾山白竹（劍竹）健康法	鐘文訓譯	90元
㊿解救你的心臟	鐘文訓編譯	100元
51牙齒保健法	廖玉山譯	90元
52超人氣功法	陸明編譯	110元
53超能力秘密開發法	廖松濤譯	80元
54借力的奇蹟(1)	力拔山著	100元
55借力的奇蹟(2)	力拔山著	100元
56五分鐘小睡健康法	呂添發撰	100元
57禿髮、白髮預防與治療	陳炳崑撰	100元
58吃出健康藥膳	劉大器著	100元

(59)艾草健康法	張汝明編譯	90元
(60)一分鐘健康診斷	蕭京凌編譯	90元
(61)念術入門	黃靜香編譯	90元
(62)念術健康法	黃靜香編譯	90元
(63)健身回春法	梁惠珠編譯	100元
(64)姿勢養生法	黃秀娟編譯	90元
(65)仙人瞑想法	鐘文訓譯	120元
(66)人蔘的神效	林慶旺譯	100元
(67)奇穴治百病	吳通華著	120元
(68)中國傳統健康法	靳海東著	100元
(69)下半身減肥法	納他夏・史達賓著	110元
(70)使妳的肌膚更亮麗	楊　皓編譯	100元
(71)酵素健康法	楊　皓編譯	120元
(72)做一個快樂的病人	吳秀美譯	100元
(73)腰痛預防與治療	五味雅吉著	100元
(74)如何預防心臟病・腦中風	譚定長等著	100元
(75)少女的生理秘密	蕭京凌譯	100元
(76)頭部按摩與針灸	楊鴻儒譯	100元
(77)雙極療術入門	林聖道著	100元
(78)氣功自療法	梁景蓮著	100元
(79)大蒜健康法	李玉瓊編譯	100元
(80)紅蘿蔔汁斷食療法	李玉瓊譯	100元
(81)健胸美容秘訣	黃靜香譯	100元
(82)鍺奇蹟療效	林宏儒譯	120元
(83)三分鐘健身運動	廖玉山譯	120元
(84)尿療法的奇蹟	廖玉山譯	120元
(85)神奇的聚積療法	廖玉山譯	120元
(86)預防運動傷害伸展體操	楊鴻儒編譯	120元
(87)糖尿病預防與治療	石莉涓譯	150元
(88)五日就能改變你	柯素娥譯	110元
(89)三分鐘氣功健康法	陳美華譯	120元
(90)痛風劇痛消除法	余昇凌譯	120元
(91)道家氣功術	早島正雄著	130元
(92)氣功減肥術	早島正雄著	120元
(93)超能力氣功法	柯素娥譯	130元
(94)氣的瞑想法	早島正雄著	120元
(95)超科學氣的魔力	柯素娥譯	120元

・家庭／生活・ 電腦編號05

①單身女郎生活經驗談	廖玉山編著	100元

②血型・人際關係	黃静編著	120元
③血型・妻子	黃静編著	110元
④血型・丈夫	廖玉山編譯	130元
⑤血型・升學考試	沈永嘉編譯	120元
⑥血型・臉型・愛情	鐘文訓編譯	120元
⑦現代社交須知	廖松濤編譯	100元
⑧簡易家庭按摩	鐘文訓編譯	150元
⑨圖解家庭看護	廖玉山編譯	120元
⑩生男育女隨心所欲	岡正基編著	120元
⑪家庭急救治療法	鐘文訓編著	100元
⑫新孕婦體操	林曉鐘譯	120元
⑬從食物改變個性	廖玉山編譯	100元
⑭職業婦女的衣著	吳秀美編譯	120元
⑮成功的穿著	吳秀美編譯	120元
⑯現代人的婚姻危機	黃　静編著	90元
⑰親子遊戲　0歲	林慶旺編譯	100元
⑱親子遊戲　1～2歲	林慶旺編譯	110元
⑲親子遊戲　3歲	林慶旺編譯	100元
⑳女性醫學新知	林曉鐘編譯	130元
㉑媽媽與嬰兒	張汝明編譯	150元
㉒生活智慧百科	黃　静編譯	100元
㉓手相・健康・你	林曉鐘編譯	120元
㉔菜食與健康	張汝明編譯	110元
㉕家庭素食料理	陳東達著	100元
㉖性能力活用秘法	米開・尼里著	130元
㉗兩性之間	林慶旺編譯	120元
㉘性感經穴健康法	蕭京凌編譯	110元
㉙幼兒推拿健康法	蕭京凌編譯	100元
㉚談中國料理	丁秀山編著	100元
㉛舌技入門	增田豐　著	130元
㉜預防癌症的飲食法	黃静香編譯	120元
㉝性與健康寶典	黃静香編譯	180元
㉞正確避孕法	蕭京凌編譯	130元
㉟吃的更漂亮美容食譜	楊萬里著	120元
㊱圖解交際舞速成	鐘文訓編譯	150元
㊲觀相導引術	沈永嘉譯	130元
㊳初為人母12個月	陳義譯	130元
㊴圖解麻將入門	顧安行編譯	130元
㊵麻將必勝秘訣	石利夫編譯	130元
㊶女性一生與漢方	蕭京凌編譯	100元